奇跡の理学療法士が教える

# 最強の股関節セラピーで体はみるみる若返る!

理学療法士・銀座プラス代表
佐藤正裕

扶桑社

# あなたのその不調、もしかしたら股関節が原因かも!?

脚のだるさ

股関節痛

肩こり

猫背・反り腰

便秘

ひざ痛

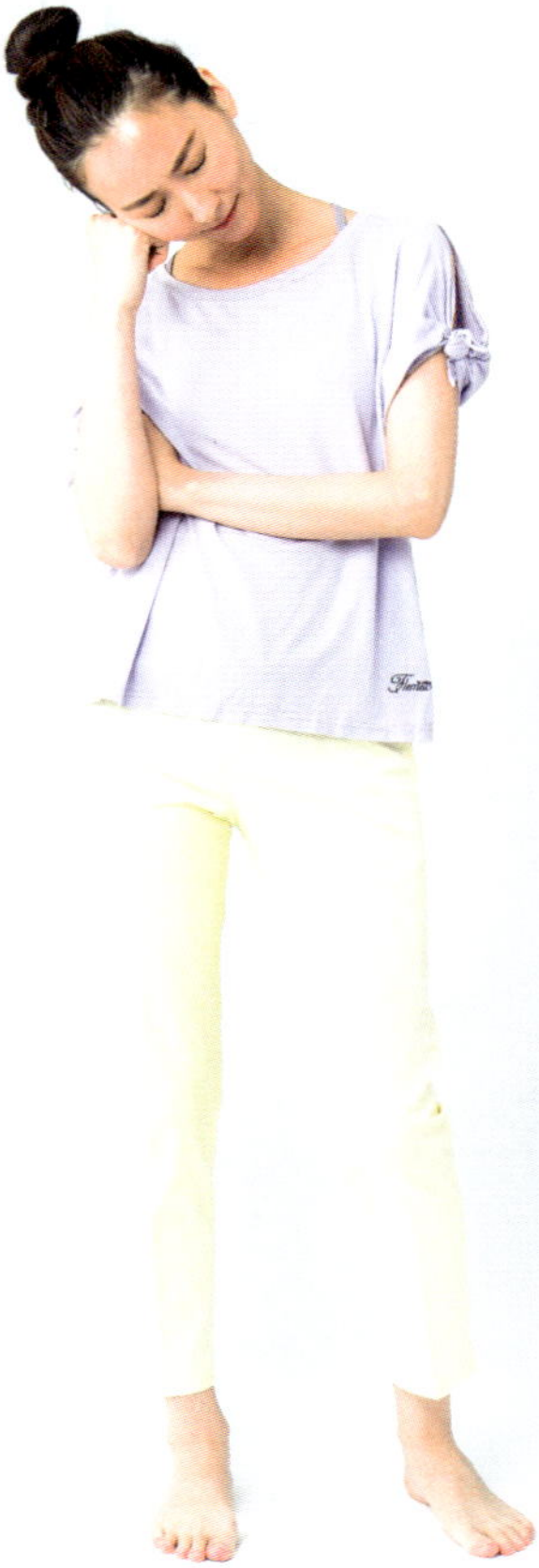

冷え・むくみ

おなか
ポッコリ

タレじり

腰痛

こむら返り

外反母趾
・
タコ

生理不順

尿もれ

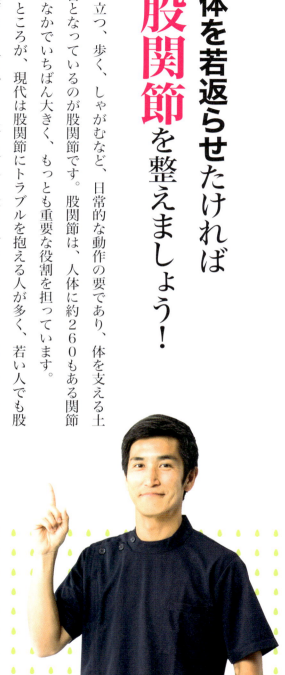

# 体を若返らせたければ**股関節**を整えましょう！

立つ、歩く、しゃがむなど、日常的な動作の要であり、体を支える土台となっているのが股関節です。股関節は、人体に約260もある関節のなかでいちばん大きく、もっとも重要な役割を担っています。

ところが、現代は股関節にトラブルを抱える人が多く、若い人でも股関節に負担をかける生活習慣から股関節が衰えている方が驚くほどたくさんいます。

私は、理学療法士として大学病院や股関節専門治療院での臨床経験を経たのち、股関節痛の患者さんを専門に施術する『銀座プラス』を開業し、独自の股関節ケア法「股関節セラピー」を考案しました。

「股関節セラピー」は、だれもが自宅で簡単にできるストレッチ、体操で、自分自身の力で股関節痛を改善できるメソッド。安易に手術に頼ら

ない、保存療法から生まれたものです。

日本では、股関節の疾病は軽度でも手術を勧められるケースが多く、股関節の治療に関して大きく立ち遅れていると言わざるをえません。

変形性股関節症などの病気が進行し、どうしても手術が必要な患者さんも確かにいます。でも、病院で「手術しか治す方法がない」と診断された患者さんの9割が、「股関節セラピー」によって手術をすることなく、完治しているのです。銀座プラスでの症例はじつに3000以上に及びます。

世界の関節治療をリードするOARSI（変形性関節症国際学会）や、NICE（英国立臨床評価研究所）、AAOS（米国整形外科学会）でも、このような保存療法・運動療法が、第一に行うべき治療法として推奨され、その意味で「股関節セラピー」は画期的で最先端のケア法と言うことができます。

「股関節のスペシャリスト」として、日々、股関節痛に悩む患者さんを施術するなかで、新たな発見がありました。それは、「股関節セラピー」

が股関節の病気だけでなく、さまざまな不調に効くということ。

股関節をケアすることによって、肩こりや腰痛、便秘、冷えやむくみ、ポッコリおなかといった、女性に多いさまざまな悩みが改善され、体を若返らせることができるのです。

考えてみれば、人間の体の土台となっている股関節を整えれば、その効果が全身に及ぶということは当然と言えば当然です。

「股関節セラピー」は1日たった5分でＯＫ。運動が苦手な人でも無理なく続けられます。むしろ、こんなに簡単でいいの!?と思うかもしれません。でも、効果はてきめん！

さあ、「股関節セラピー」で股関節を整え、みなさんも体を若返らせてください。体の変化に、きっと驚くはずです。

**理学療法士・銀座プラス代表　佐藤正裕**

CONTENTS

Chapter 3

# 日常生活のOK習慣とNG習慣

股関節に優しい習慣を身につけて！

Chapter 4

みんなが効果を実感!

# 股関節セラピーで健康になった!

Chapter 1

＼股関節を制すれば健康を制す!／

# 股関節のことをもっと知ろう!

# 股関節の衰え度チェック

check!

股関節の衰えは、
普段の何気ない行動や生活習慣に
はっきり出ています。
当てはまるものをチェックして、
股関節が正しく機能しているか
確認しましょう！

□ 靴のかかとの減り方がかたよっている

□ よくつまずく

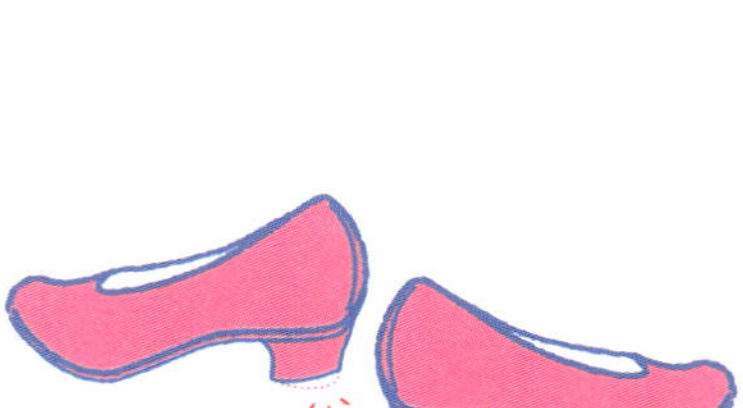

□ ハイヒールやウォーキングシューズ※を履くことが多い

□ 気づいたらスカートが回っている

□ 一日じゅう、座りっぱなし

□ 足の爪が変形している、またはタコ、外反母趾がある

□ 割り座や横座りのクセがある

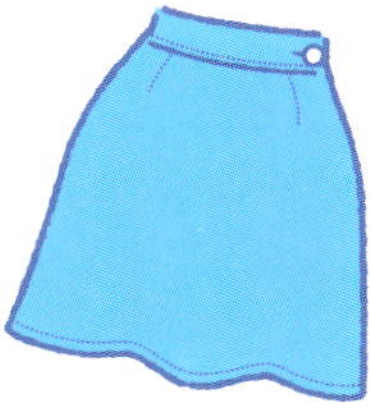

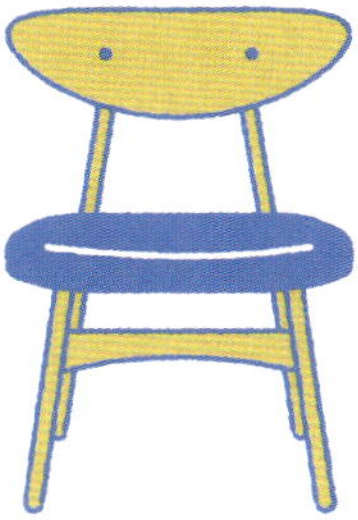

※ソールの高さがある女性用の歩行靴

□ 脚を組まないと座っていられない

□ しゃがむのが苦手

□ 立ったままズボンや靴下がはけない

□ 室内では常にスリッパを履いている

□ 立ったとき、ひざ同士がくっつかない

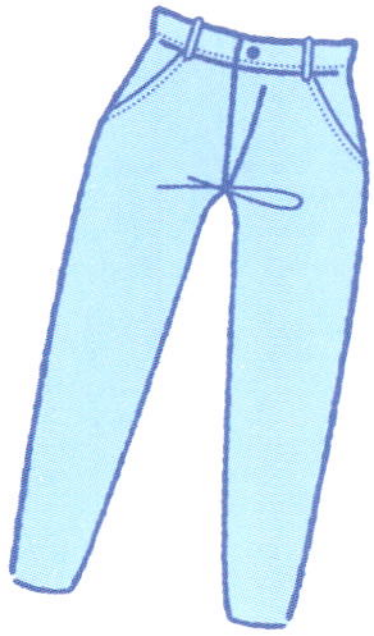

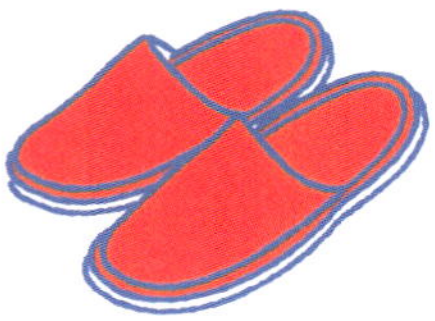

□ キッチンでカウンターに寄りかかって作業している

□ 仰向けで寝ると腰が浮く

1つでも当てはまったら、
股関節が衰えて正しく機能していない可能性大!!
股関節セラピーで一刻も早く改善&予防しましょう

〈チェックリストの項目の詳しい解説は、P.53からの第3章にあります〉

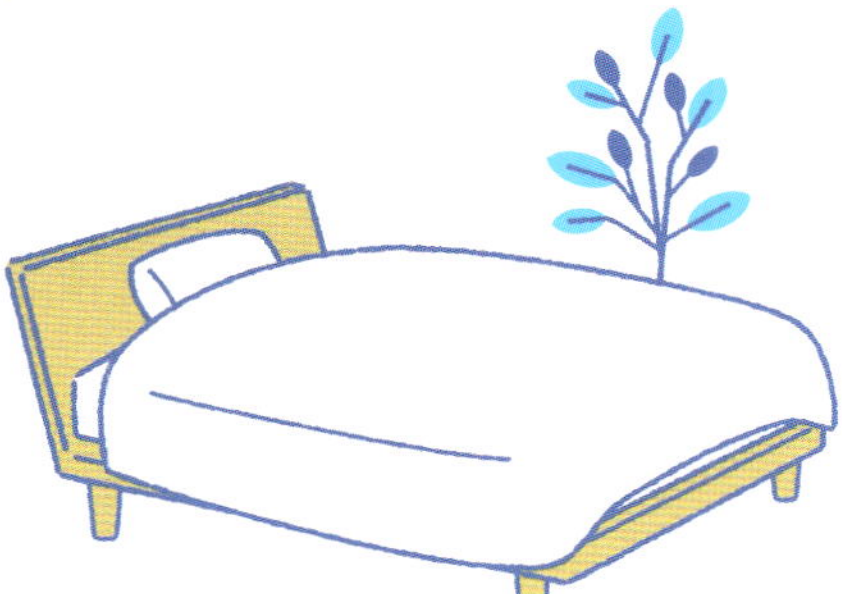

# 股関節は全身を支える肝心要の土台

人間の上半身と下半身をつないでいるのが、股関節。人体のなかでもっとも大きい関節で、重い上半身を真っすぐに起こして内臓を正しい位置に収納し、立つ、歩く、しゃがむなど、日常生活の重要な動作を担う、全身を支える土台と言える関節です。

ひじやひざなどの関節は、曲げる・伸ばすの2方向だけに動くのに対し、股関節は全方向に動きます。そんな働き者の股関節だから、おろそかにしているとすぐに衰えてしまい、その影響は全身に及ぶことになります。

股関節をきちんとケアしましょう。土台が若返れば、その効果はみるみる全身に表れます。

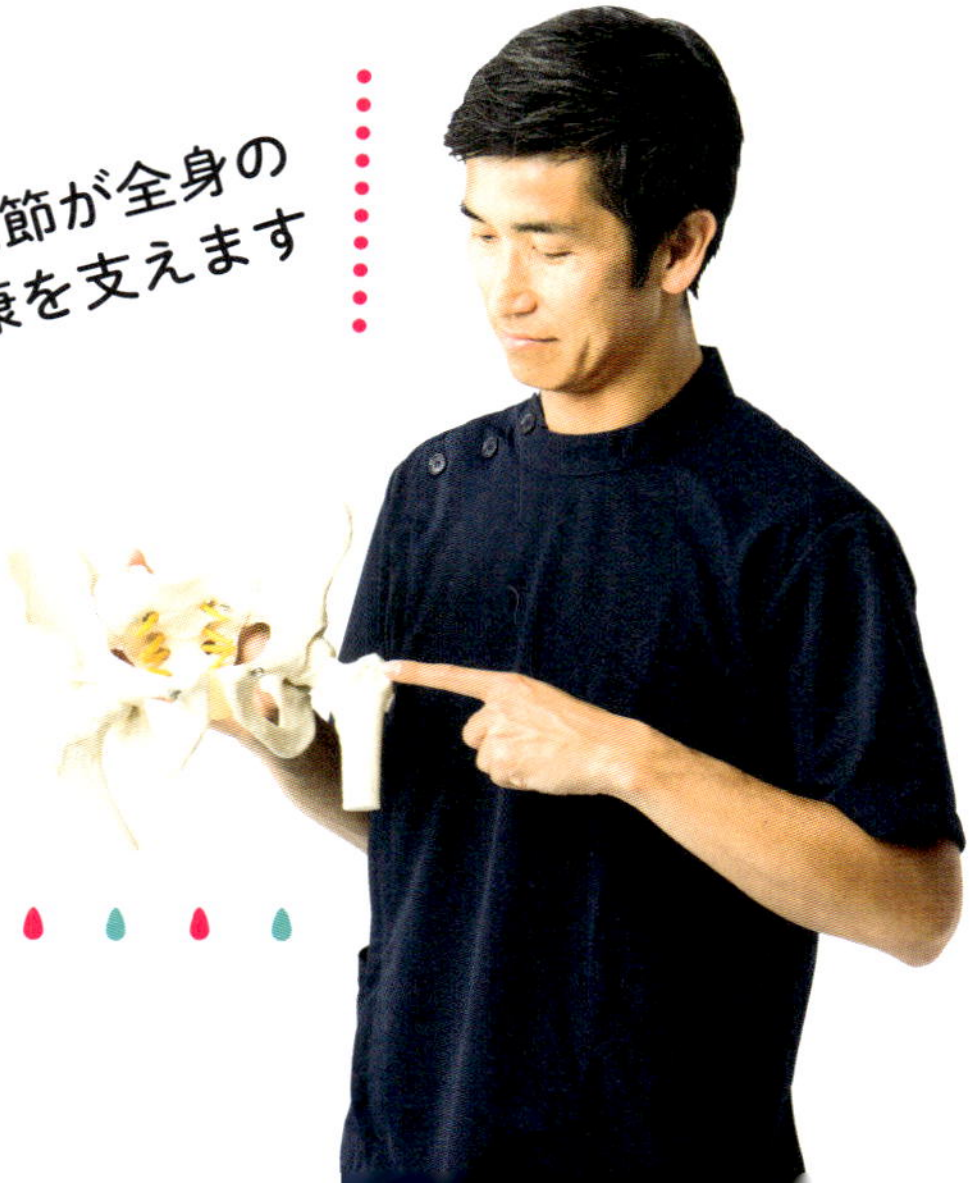

## 股関節の構造

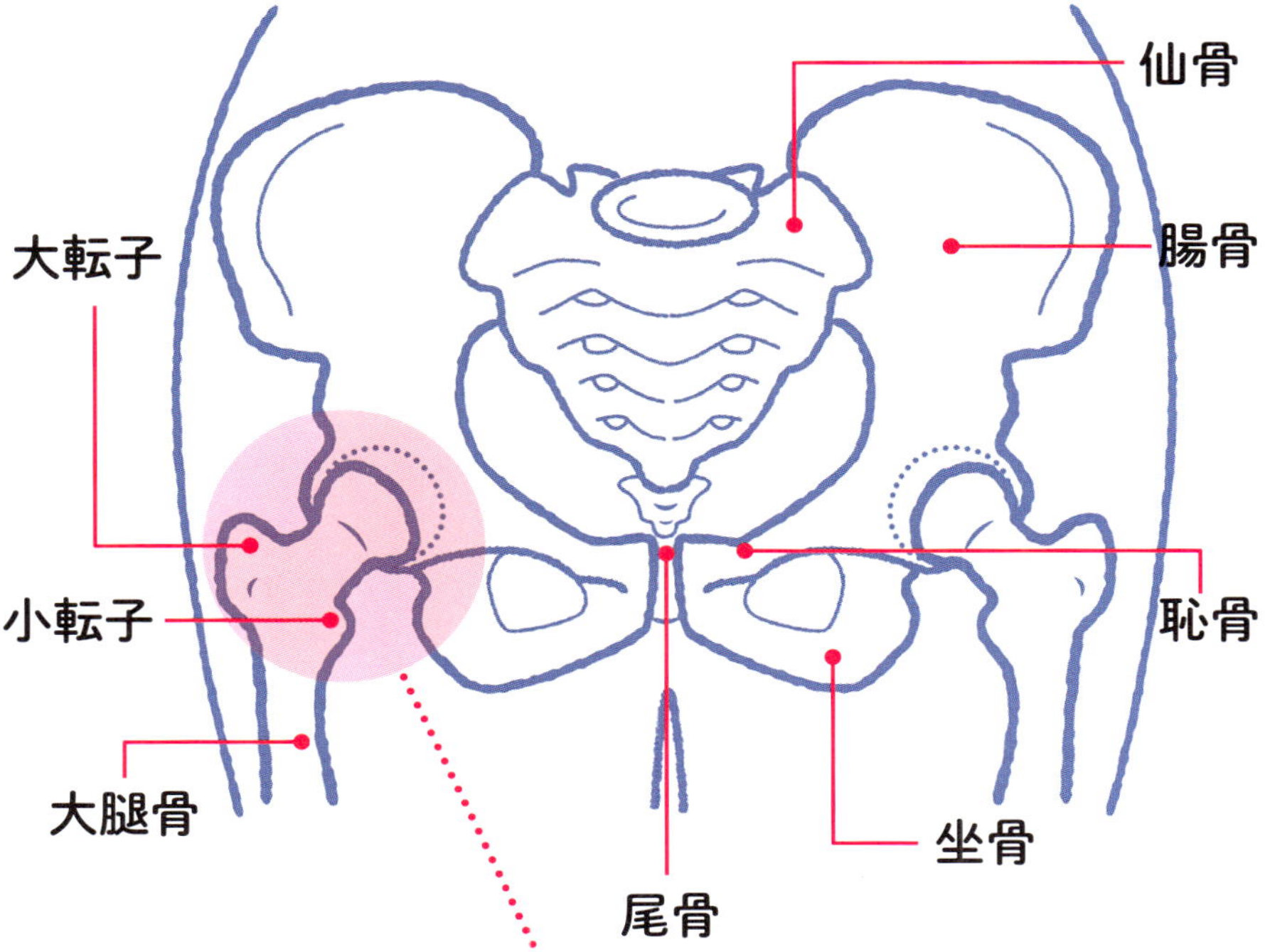


## 股関節断面図

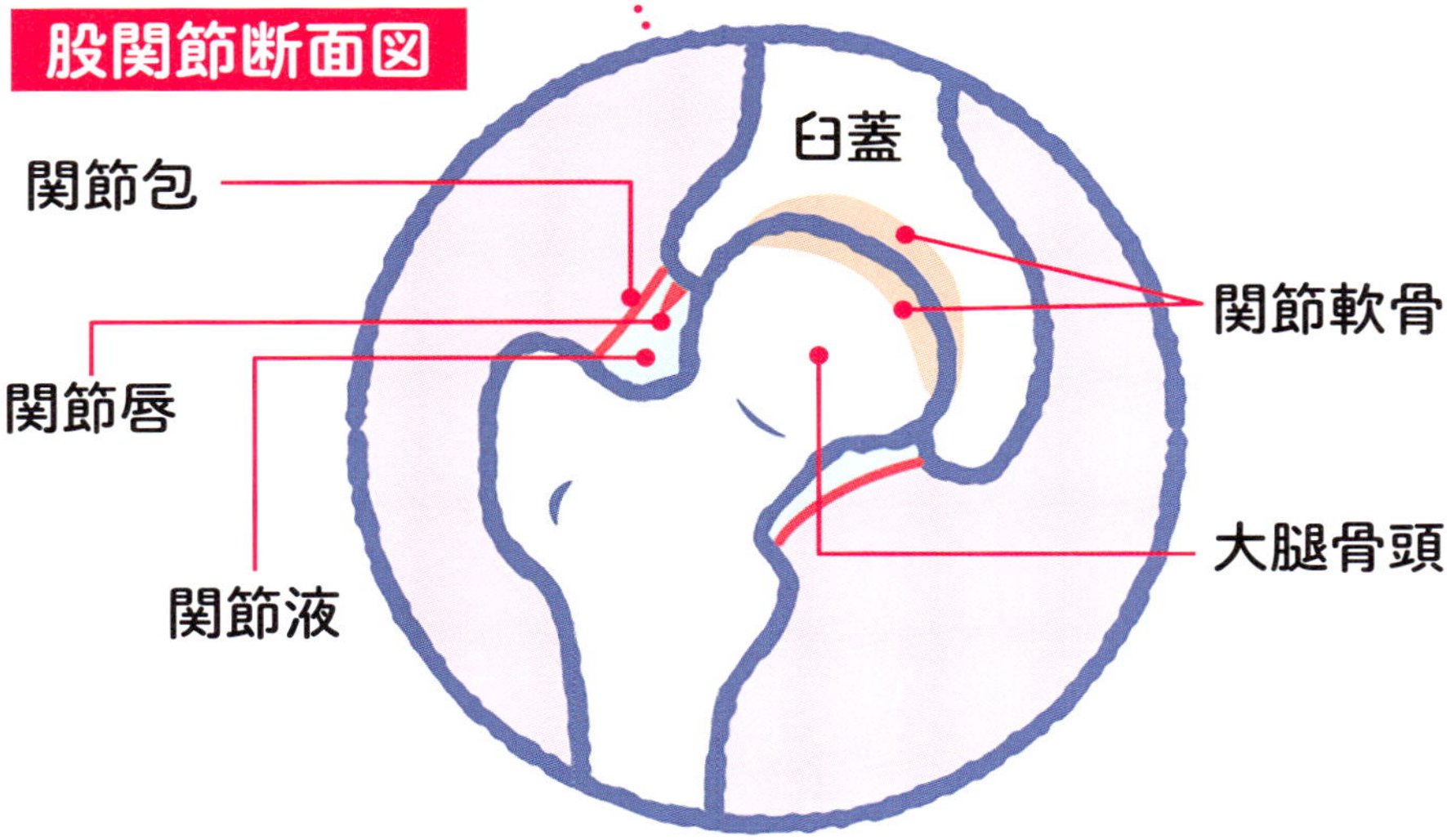

# 姿勢の悪さは股関節の衰えが原因

立ったときの姿勢には、股関節と股関節を支える筋肉の状態が顕著に表れます。理想は背骨がゆるやかなカーブを描き、横から見て耳たぶ、肩先、大腿骨の大転子、ひざ、くるぶしが一直線に結ばれるS字姿勢。体重の負荷が分散されて床からの衝撃も少なく、内臓が守られています。反り腰や猫背になっていたら要注意。股関節が衰えて悲鳴を上げているサインです。

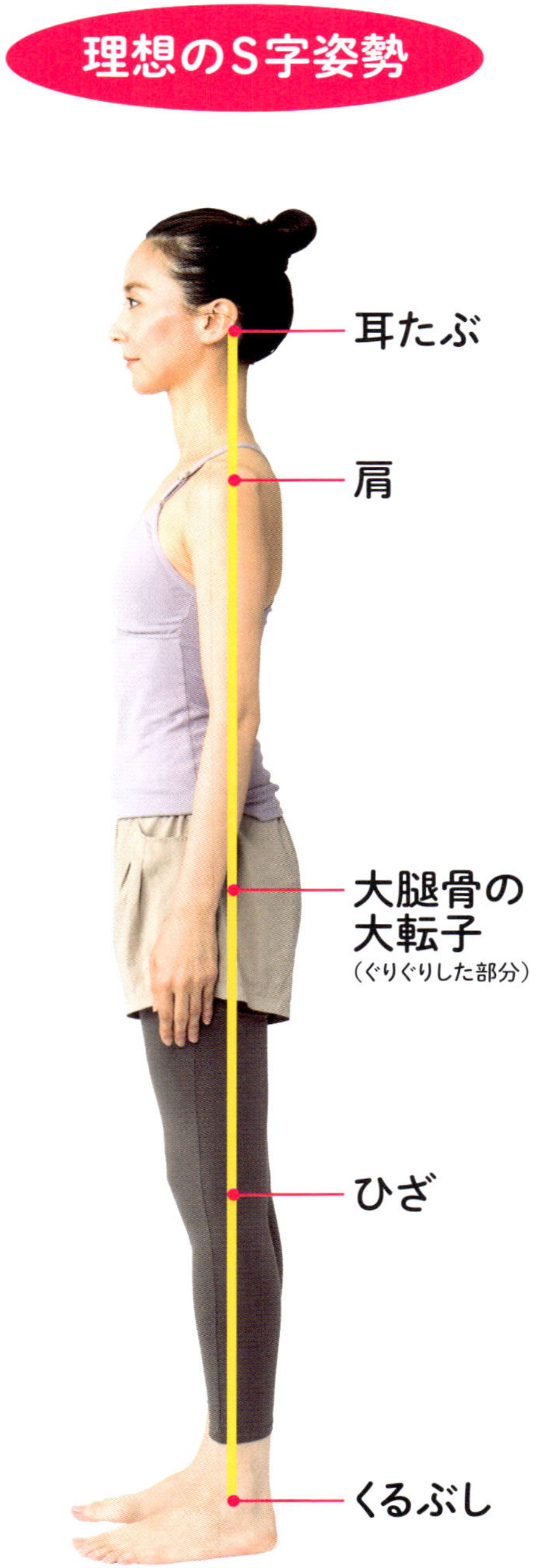

## 猫背

高齢者に多い姿勢。股関節が正しく使えていないために骨盤が後ろに傾き、背中は丸く、ひざが軽く曲がり、重心は後ろにかたよる。頭を前に突き出してバランスをとるため、肩こりの原因に。

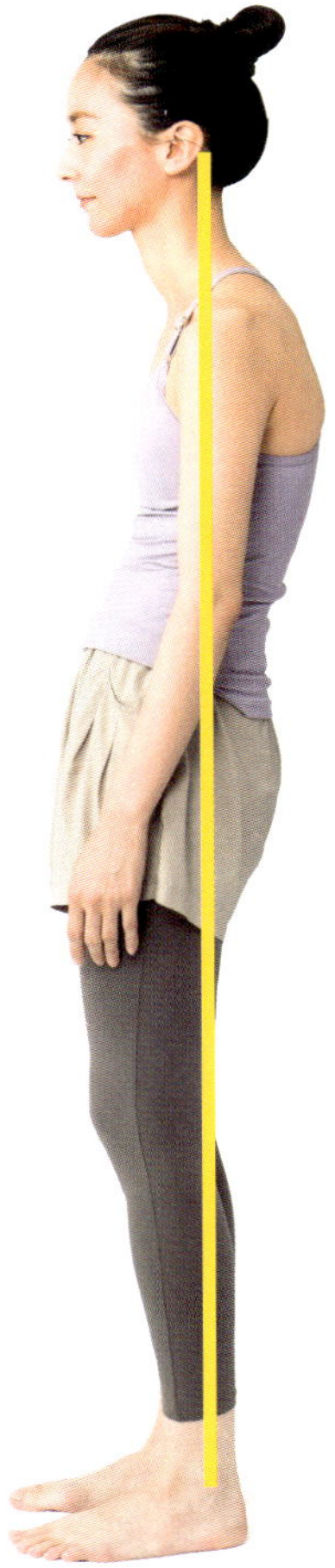

## 反り腰

若い人に多い姿勢。股関節が正しく使えていないために骨盤が前に傾き、腰が反ってでっちりに、ひざは突っ張らせるので重心は前にかたよる。一見姿勢がいいようにも見えるが、腰痛やひざを痛める原因に。

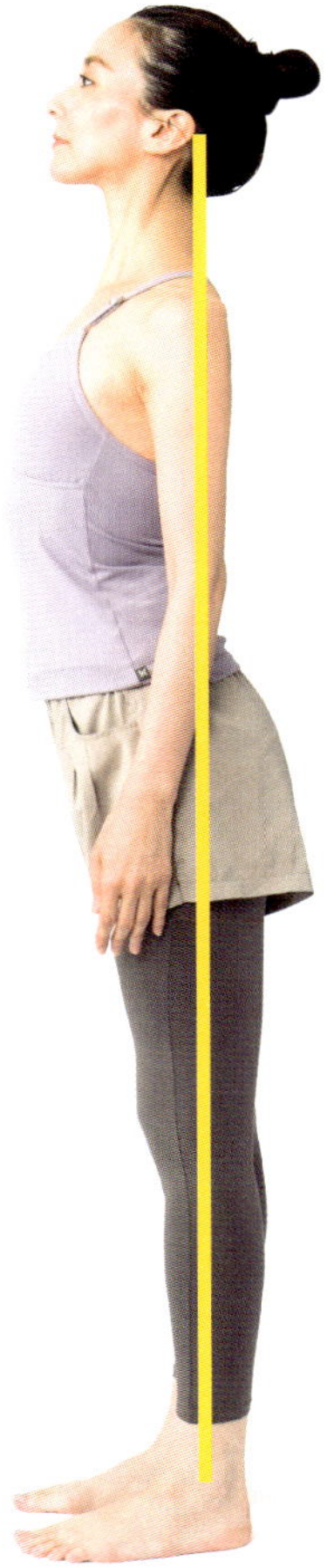

# 日々の何気ない生活習慣が股関節を衰えさせる！

股関節はボールにお椀をかぶせたような形状をしているため、ひじやひざのように「曲げる」「伸ばす」という2方向にだけ動く関節と異なり、円を描くように広範囲に動きます。可動域が大きいということは、無理な動きや、不自然な姿勢にも対応できてしまい、負担がかかりやすいという一面もあるのです。

何気ない生活習慣が股関節にダメージを与えているケースは多く、特に女性に多いぺちゃんこ座り（割り座）や横座りの体勢は最たるもの。これらは股関節を内側に無理にひねる動作で、続けていると股関節ばかりか全身のゆがみを引き起こしま

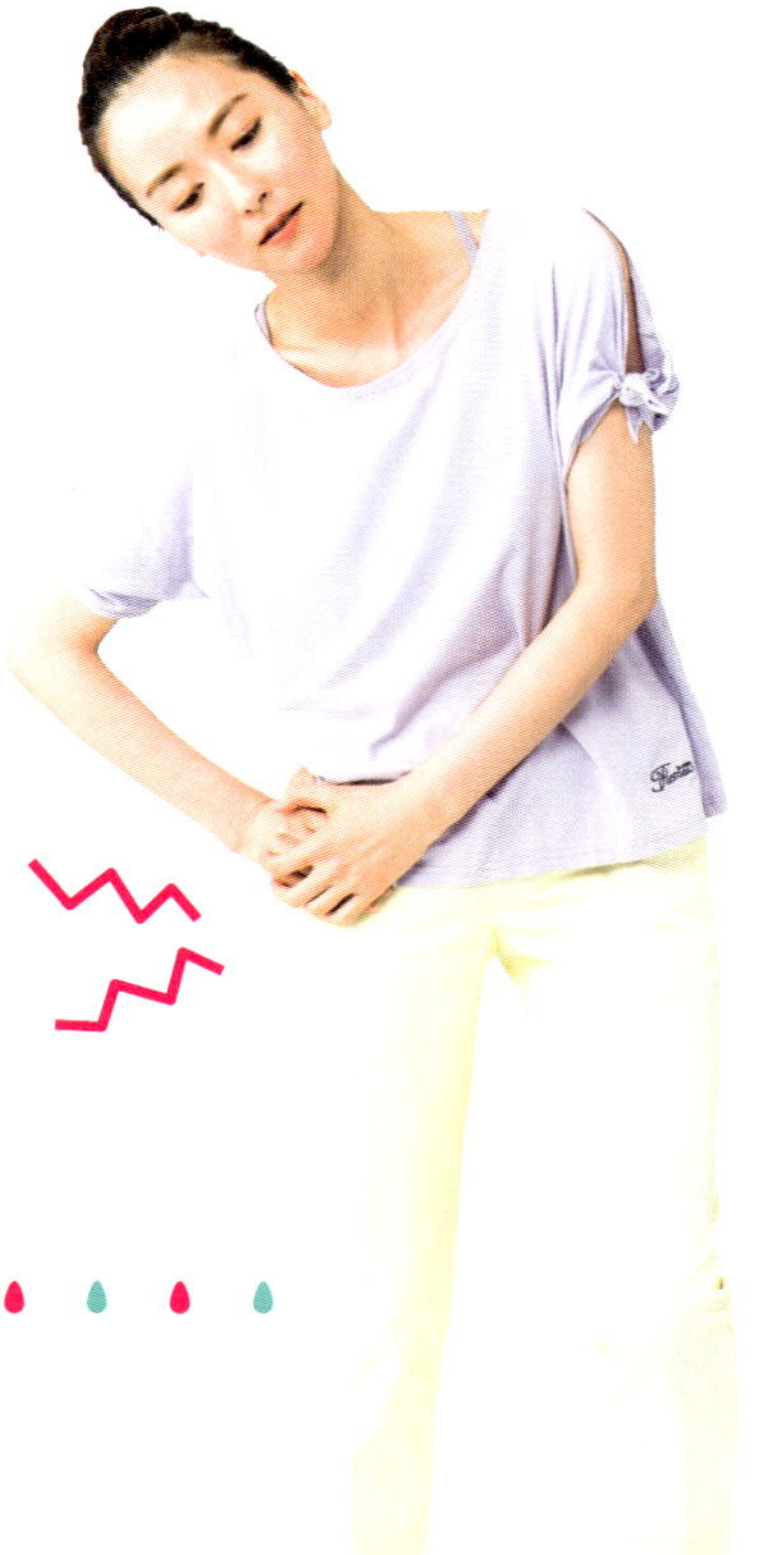

す。お椀からボールが飛び出すように、関節がずれてしまう危険性さえあるのです。

また、運動不足や、股関節によくない靴を履いていることも問題。股関節の動きをサポートするおしりの筋肉を衰えさせ、さらに股関節に悪影響を及ぼします。

## 股関節を衰えさせる 日本人女性に多い習慣 ワースト3

**1** ぺちゃんこ座り(割り座)や横座りをする

**2** 座っている時間が長く、運動不足

**3** ハイヒール、ソールの高さがあるウォーキングシューズを履く

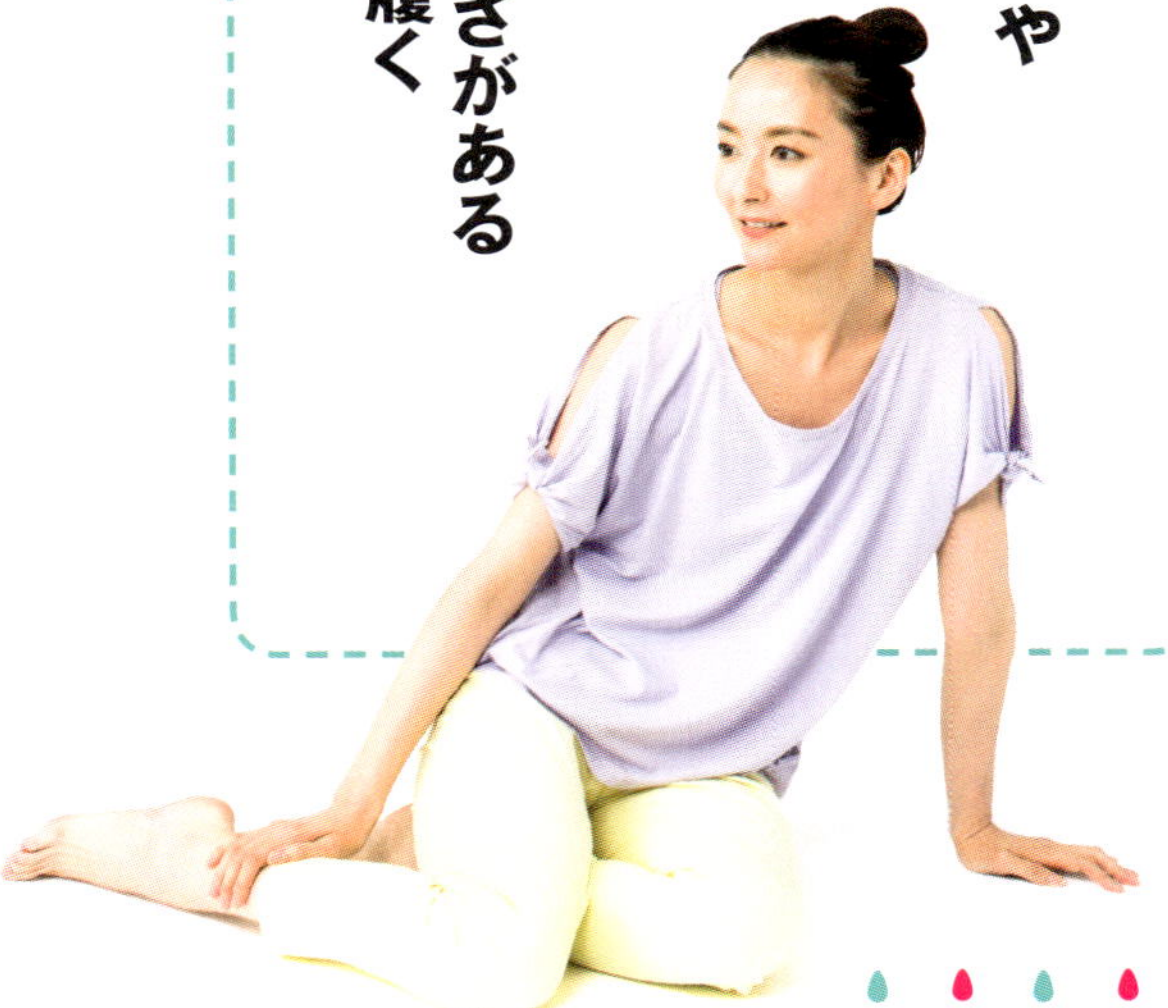

# 股関節の衰えを放置すると深刻なトラブルにも

股関節によくない生活習慣を続けていると、股関節はどんどん衰えます。これを放置して股関節をきちんとケアしないと、深刻な病気を招くリスクが高まります。

股関節そのもののダメージがひどくなれば、日常生活の動きで股関節痛が出たり、骨の表面をおおってクッションの働きをしている関節軟骨がすり減ってしまう「変形性股関節症」を発症する事態にも。最近では「変形性股関節症」も若年化して30〜40代で発症するケースが多く、激しい痛みとともに動きに制限が生じ、やがては生活に支障をきたすことにもなってしまいます。

股関節のケアは、命のケアと認識して。

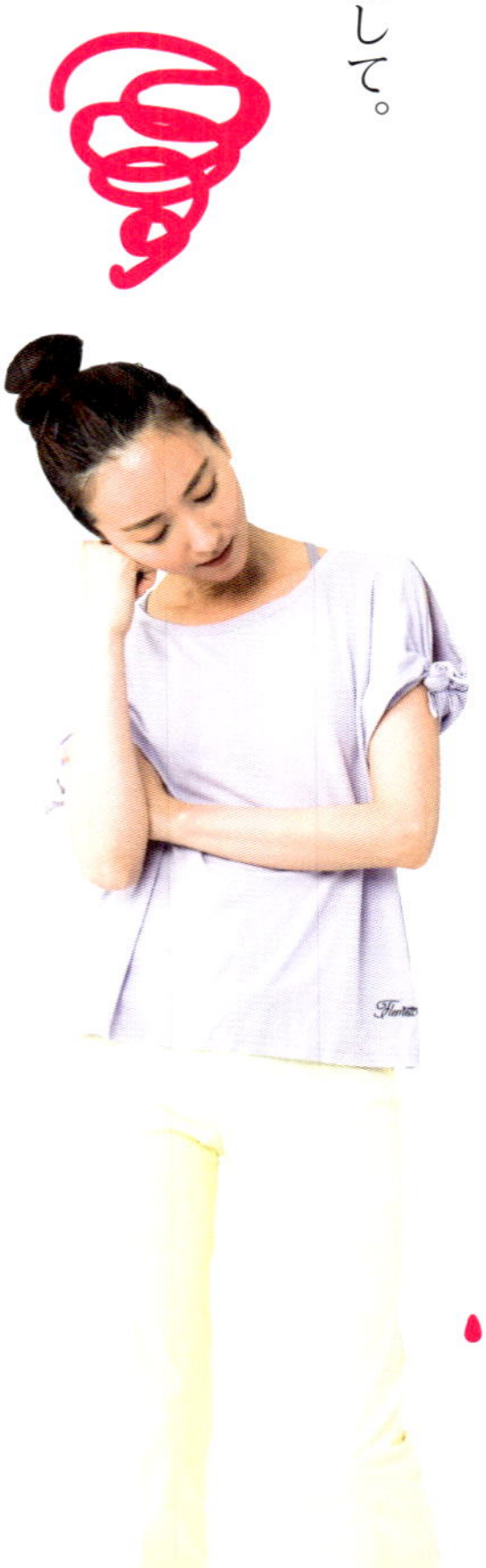

# Chapter 2

＼ カギは「おしりエクボ」にあり! ／

# 股関節セラピーをやってみよう!

# 股関節の健康のカギは「おしりエクボ」にあり！

股関節が正しい位置におさまり、本来の機能を最大限に発揮するために必要なのが、股関節を支えるおしりの筋肉です。股関節の健康、ひいては全身の健康は、股関節まわりの筋肉が左右するといっても過言ではありません。

そこで、カギとなるのが「おしりエクボ」です。おしりエクボとは、おしりの穴をキュッと締めたときにおしりの左右にできる、やや大きめのくぼみ。股関節の後ろ側にある筋肉がきちんと動かせていると、このくぼみが現れます。子どもにはみんなおしりエクボがありますが、大人になると出なくなってしまう人も少なくありません。これこそ、生活習慣などでおしりの筋肉が衰えてしまっている証拠。

筋肉をよみがえらせるには、おしりエクボ体操がもっとも効果的です。おしりエクボがキュッと出るおしりになって、健やかで若々しい股関節をキープしましょう。

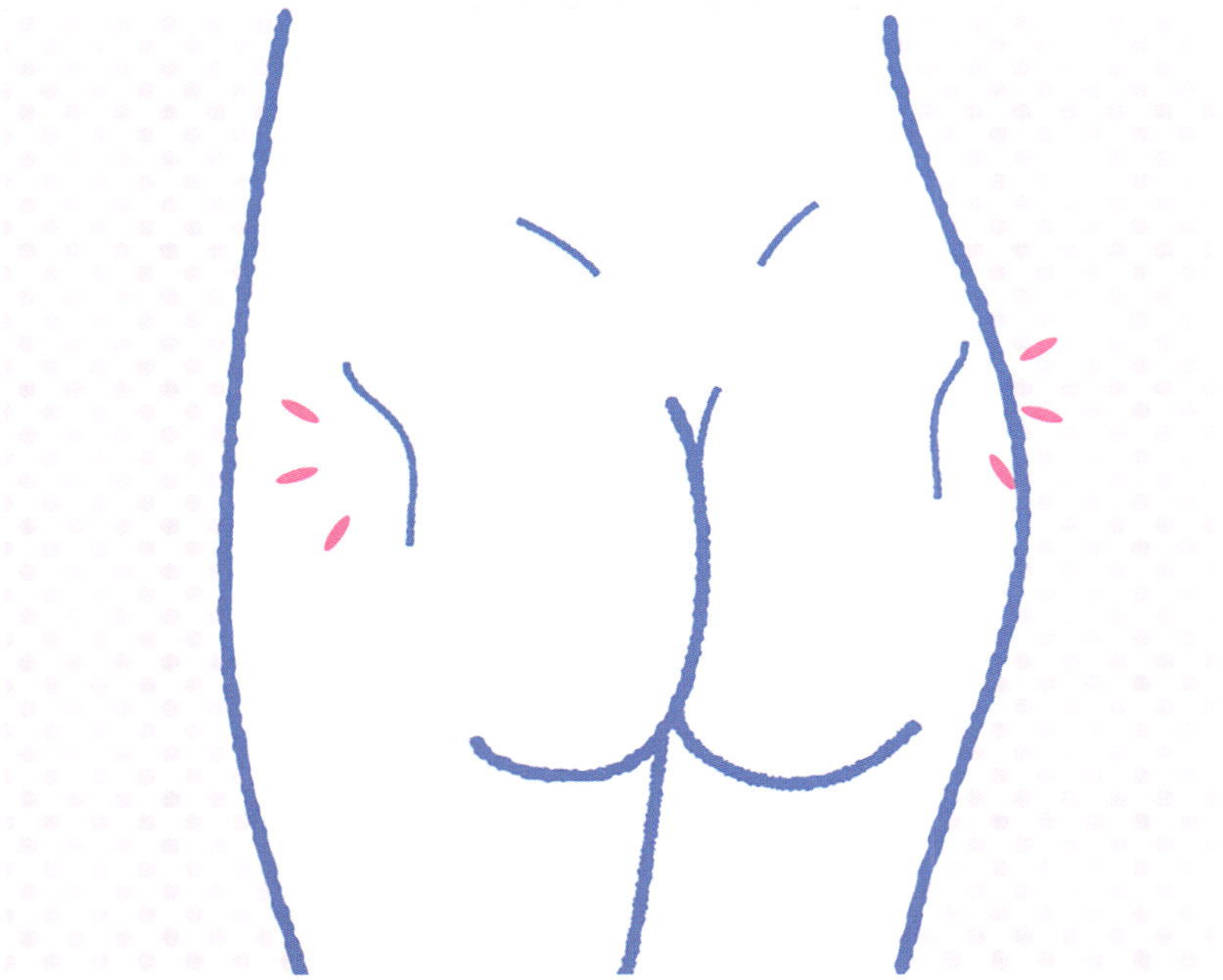

理想の「おしりエクボ」

# 股関節の動きを支える重要な4つの筋肉を知ろう

股関節を守り、正常に機能させるのに欠かせないのが股関節まわりの筋肉。もっとも重要なおしりの筋肉に加え、脚の前側にある筋肉も股関節を力強くサポートしています。

ここでは、代表的な4つの筋肉を紹介。どんな筋肉かを知ることで、股関節セラピーがぐんとやりやすくなります。

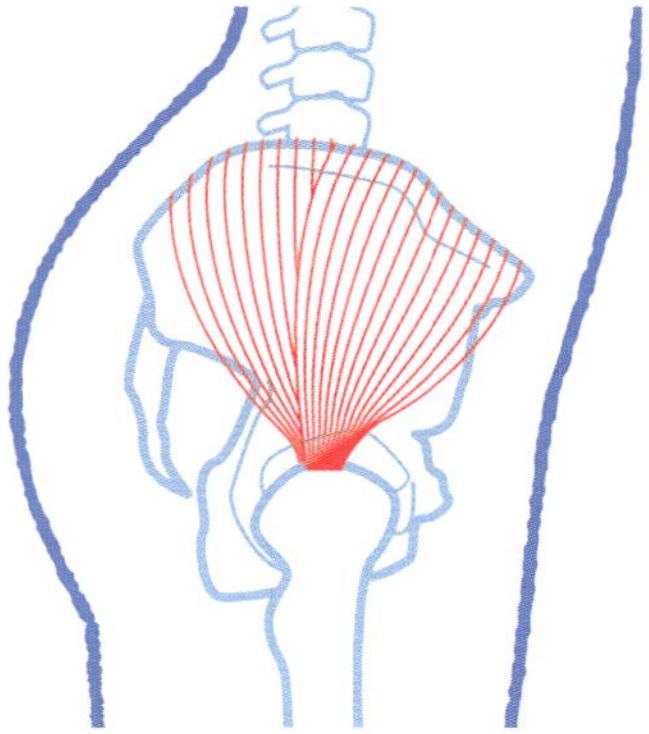

**中殿筋**

大殿筋の奥に位置し、ちょうどおしりの真横にあるのが中殿筋。中殿筋がかたくなると、あぐらをかくなど股関節を外に開く動作がしにくくなる

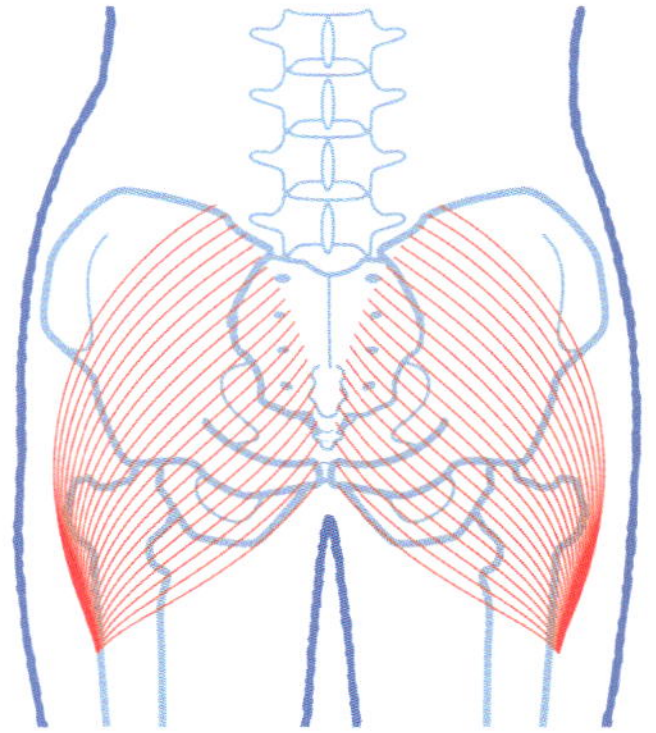

**大殿筋**

おしりの外側にある、体のなかでいちばん大きい筋肉。ここが衰えるとおしりのボリュームがなくなり、仙骨や骨盤脇にこりが集中し、腰痛の原因に

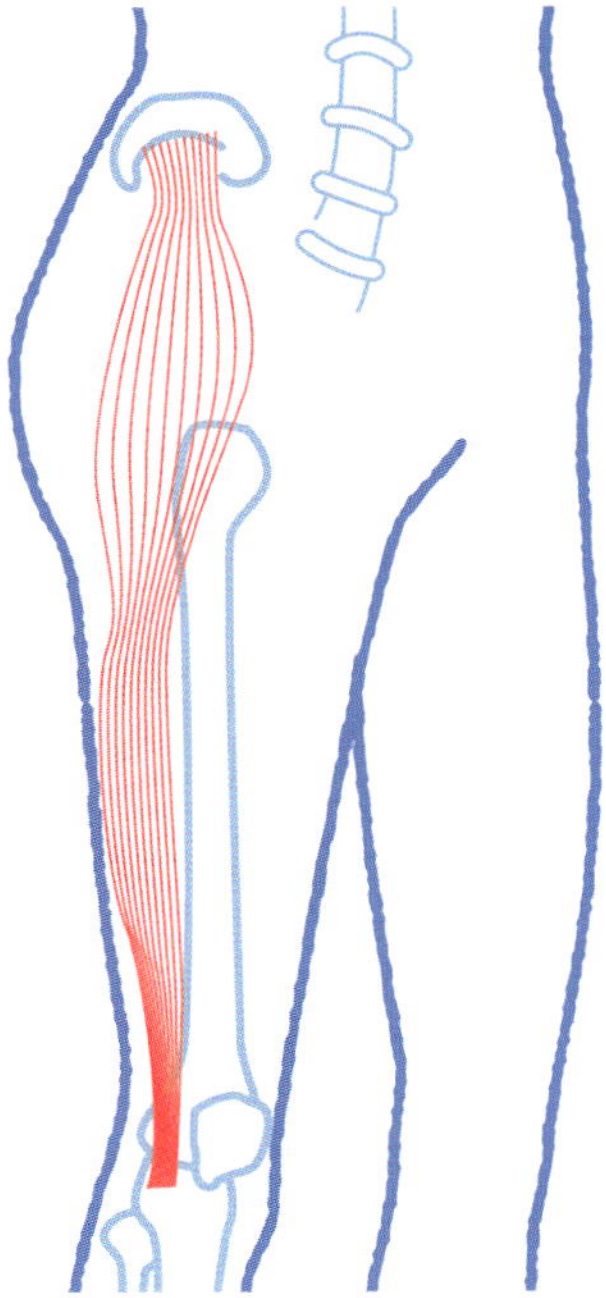

## 大腿筋膜張筋

中殿筋と大腿直筋の間にあり、股関節の外側からひざの外側にかけて伸びる筋肉。脚を真っすぐに運ぶのに働き、内股歩きや前かがみのクセがある人、反り腰の人はかたくなりやすい

## 大腿直筋

左右の脚のつけ根からひざにかけて、前面中央に縦長に伸びている筋肉。歩く、走るといった動作に大きく関わる。正座やしゃがむ習慣が少ないとかたくなり、大腿直筋が衰えると、ももを高く上げる動作が難しくなる

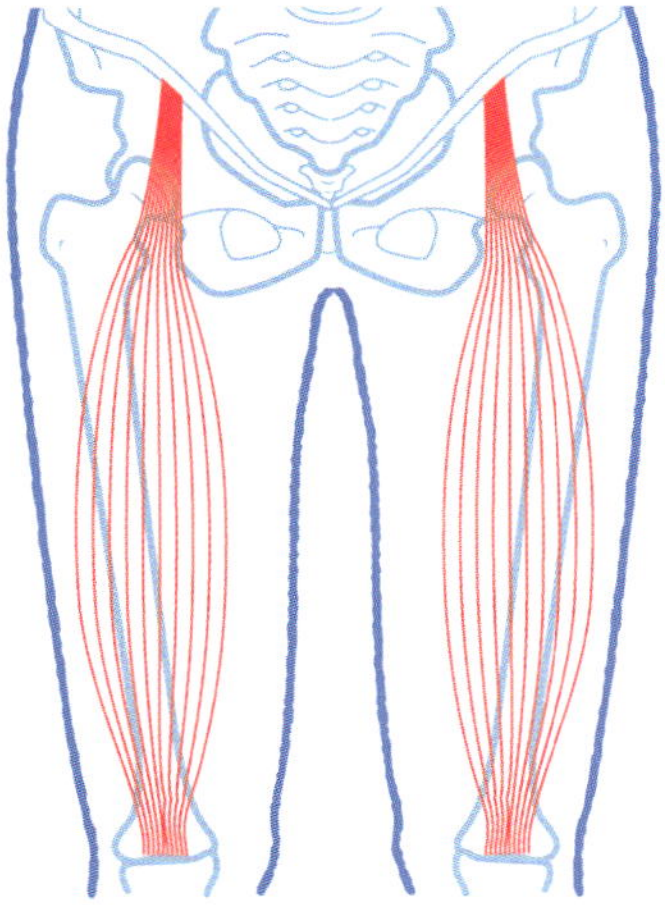

# 股関節セラピーを効果的に行うポイント

**まずはおしりエクボ体操**（P．30～35）**を1日1セット。最低2週間は必ず継続してください**。本来は、股関節ストレッチ（P．36～41）→おしりエクボ体操→骨盤スイング（P．42～45）→肩甲骨ウイング（P．46～47）の順に行うのがもっとも効果的ですが、できることからで十分です。**余裕があるときにフルコースもぜひ試してみてください**。

**行うタイミングはいつでもいいのですが、お風呂上がりがおすすめ**。食後すぐは血流が消化器に集中しているので、2時間ほどあけてからにしましょう。朝、布団の中で股関節ストレッチを行ってから起きると目覚めもよくなります。朝起きたときに節々がかたくなりやすい人は、血行改善のために夜寝る前に軽く行うのも効果的。

**おしりエクボ体操を2週間続けたら、その後は隔日でもいいし、しゃがみ立ちだけ、股関節ストレッチだけなど、そのときの気分で選択してかまいません**。それぞれの動作を生活に組み込んで、脳へ正しい筋肉の働き、使い方を記憶させることが肝心です。例えば、歯磨き、料理、電車で立っているときなどにはつま先立ちを、床のものを拾ったり、掃除する際にはしゃがみ立ちを、長時間のデスクワークの合間に座ったまま骨盤スイングや肩甲骨ウイングを行うなど。

**痛すぎる、つらすぎると感じるまで行わないようにしてください**。違和感や突っ張り感は、筋肉をほぐすことで解消される場合がほとんど。筋肉ほぐし(P.48~52)を、補助的に取り入れて。

## ポイント3

**1** **まずは、おしりエクボ体操を1日1セット。2週間は必ず継続を**

**2** **余裕があるときは「フルコース」もトライ! 正しい順に行うと最大の効果が!**

**3** **痛すぎる、つらすぎると感じるときは回数を減らす。筋肉ほぐしを補助的に取り入れても**

股関節が若返る
# 「おしりエクボ体操」にチャレンジ!

STEP 1

## 寝ながらおしり上げ

普段使わない、おしりの筋肉を意識

### 1 仰向けに寝て腰の下に手を入れる

仰向けに寝てひざを軽く立て、
腰に両手の甲が当たるようにして
手を差し込む

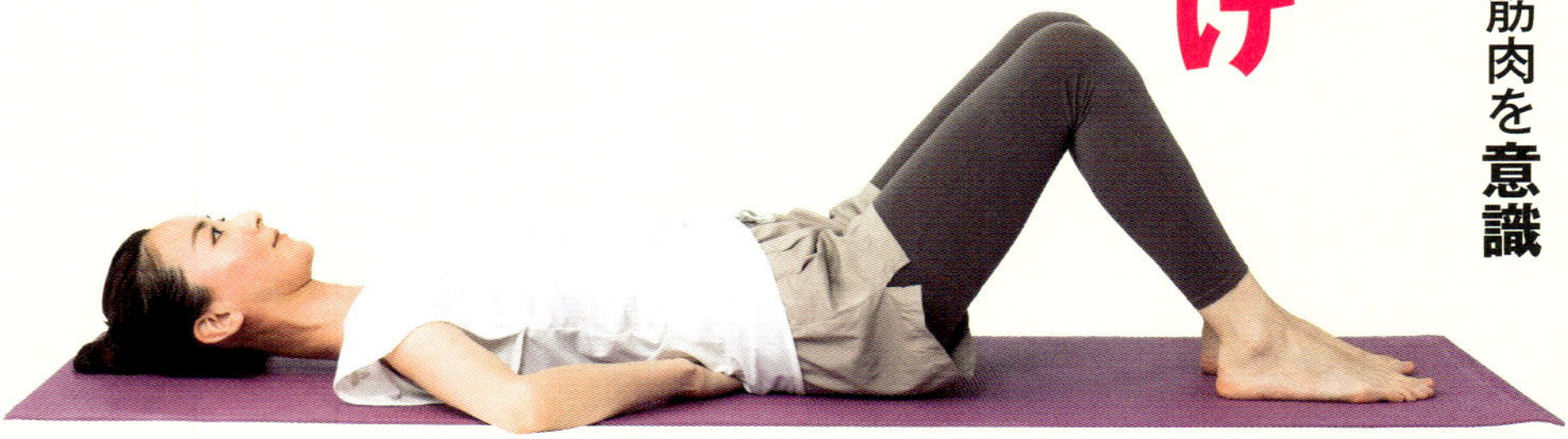

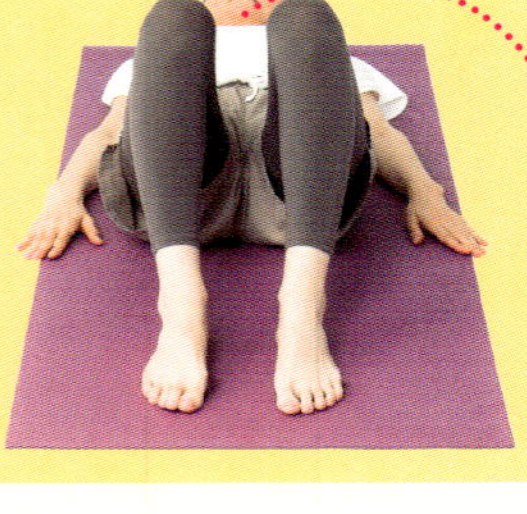

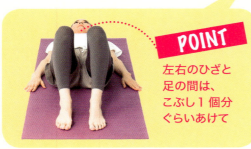

POINT
左右のひざと足の間は、こぶし1個分ぐらいあけて

おしりの奥のなまけた筋肉をしっかり働かせ、前側の緊張した筋肉は伸ばしてストレッチ。股関節が動くために必要な筋肉に、しっかりとメッセージを送ります

# 2 腰で手を押しながら おしりを上げる

腰で手を床に押しつけるようにしながら、
腹筋を使い、おしりの先（尾骨の上にある仙骨部分）
を持ち上げる。
3秒キープしたら、ゆっくり下ろす

3秒キープ × 20回

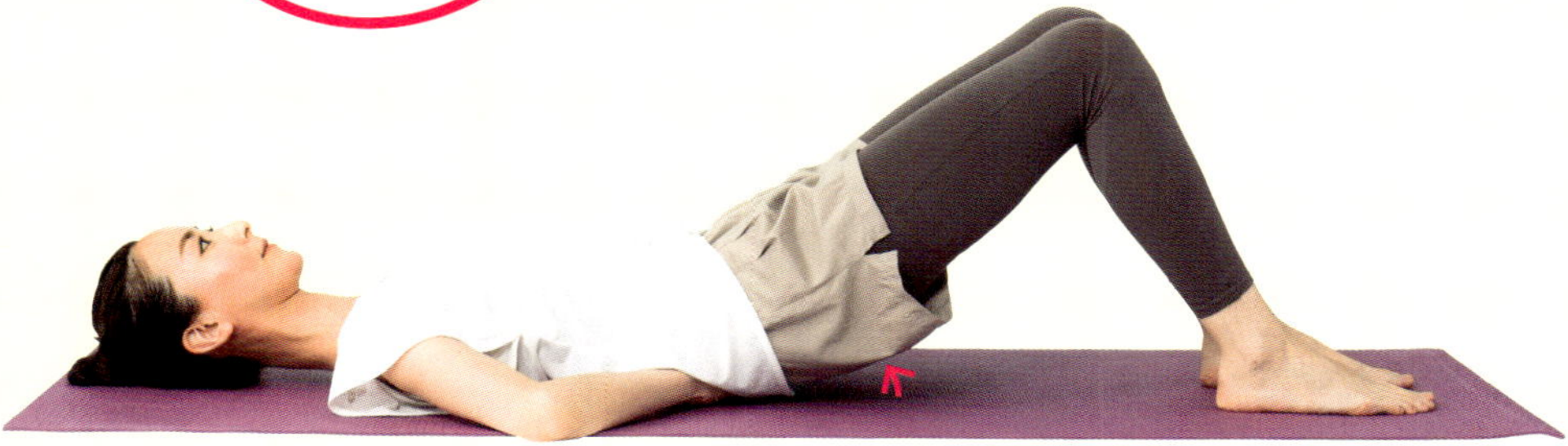

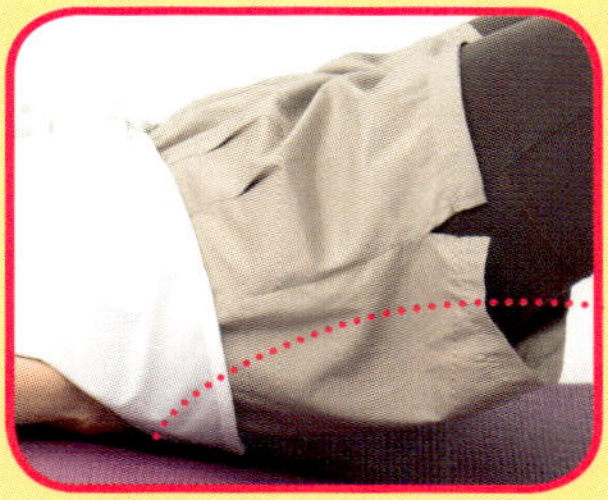

POINT
おしりの穴を
キュッと締め、
腰と手が床から
離れないように

STEP 2

# バレリーナ気分で正しい立ち姿勢を つま先立ち

つま先立ちは正しい立ち姿勢に必要な筋肉の動きや重心の位置を体に覚えさせ、骨盤のゆがみを直します。おしりの穴がキュッと締まり、おしりエクボもつくれます

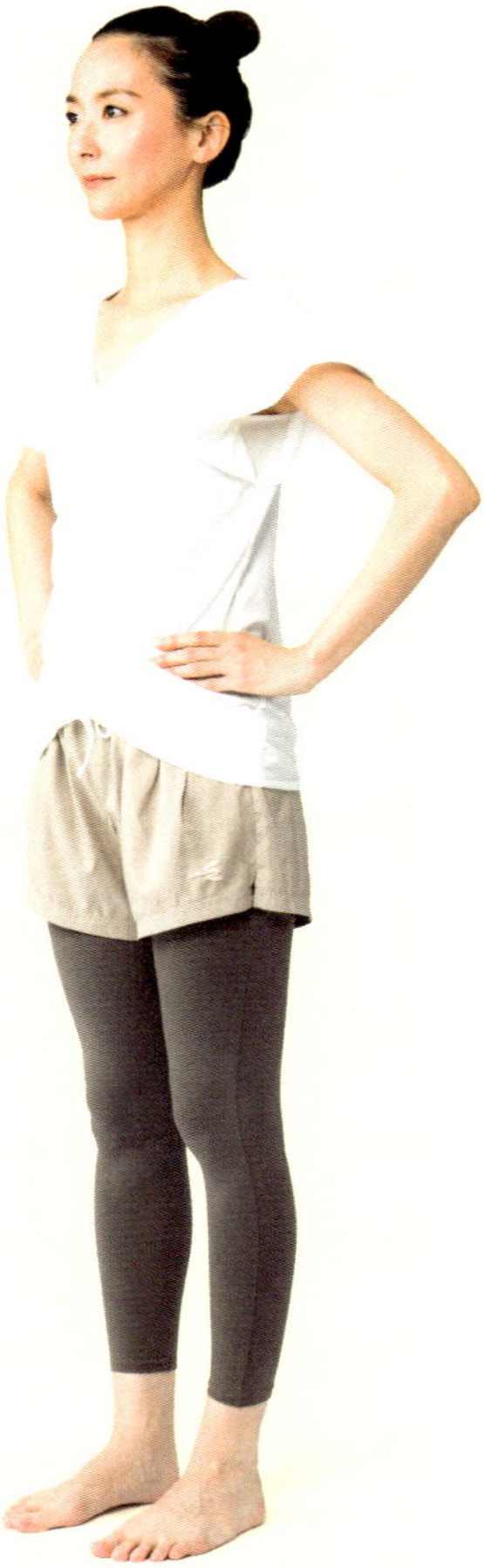

## 1 腰に軽く両手を当て真っすぐに立つ

左右の足は平行に４～５㎝あけ、両手は腰に軽く当てて姿勢よく立つ

# 2 かかとを上げ、つま先で立つ

かかとをしっかり上げてつま先立ちしたら、
左右のかかとと可能ならひざもくっつける。
おしりの穴をキュッと締めて全身が伸びるイメージで。
ぐらぐらして前に傾いたり、姿勢が保てない人は
腹筋が弱い証拠。おなかにぐっと力を入れて行って

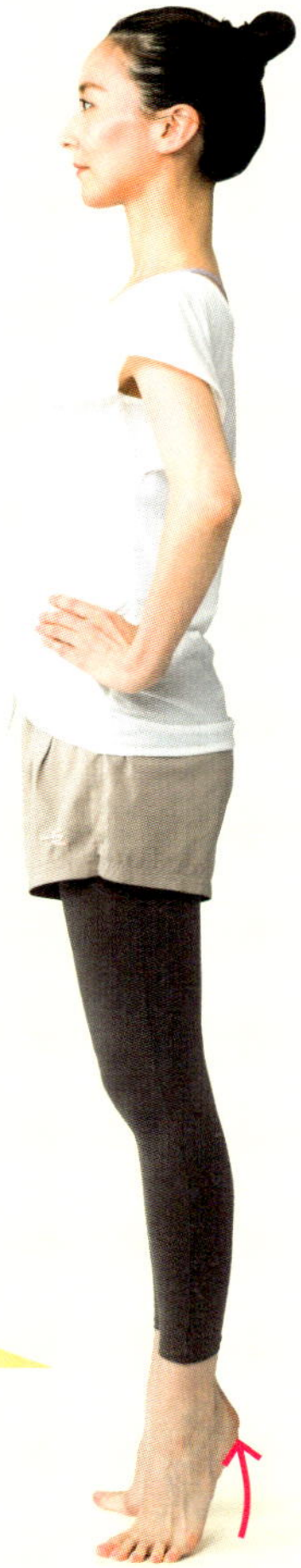

**10秒 キープ × 5回**

**POINT**
かかと同士を
ケンカさせるように
力強くギュッと
合わせる

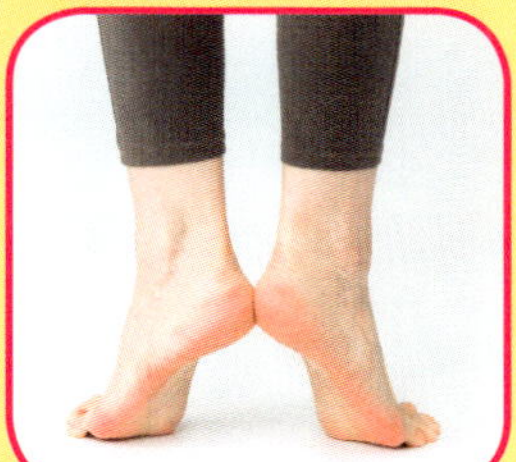

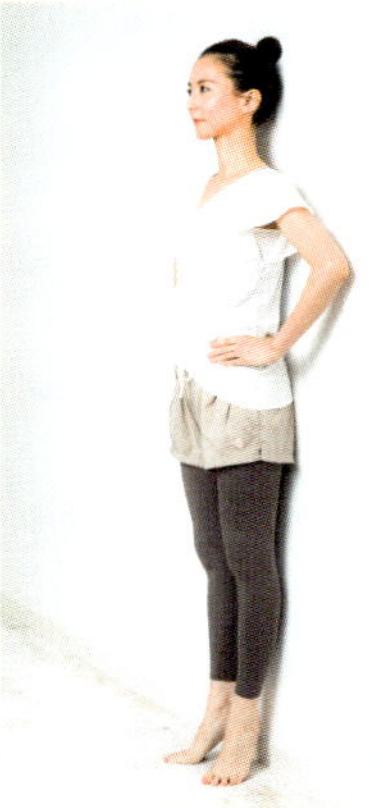

**ぐらぐらするなら
壁などを利用して
正確なつま先立ち
をマスターして**

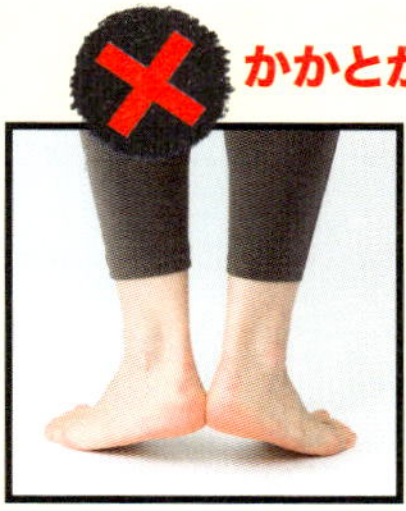

**× かかとが上がっていない**

かかとが十分に
上がっていないと
股関節もひざも
伸びず、
おしりエクボが
つくれない

STEP 3

スクワットにプラスの効果を！

# しゃがみ立ち

しゃがむ姿勢が少ない現代人は、下半身全体の筋肉が衰えがち。〝しゃがんでは立つ〟を繰り返すことで、筋肉強化とストレッチ、2つの効果が得られます

## 1

## かかとをつけて立つ

両足のかかとを
軽くつけて
つま先は開き、
両手を骨盤の脇に添えて
姿勢よく立つ

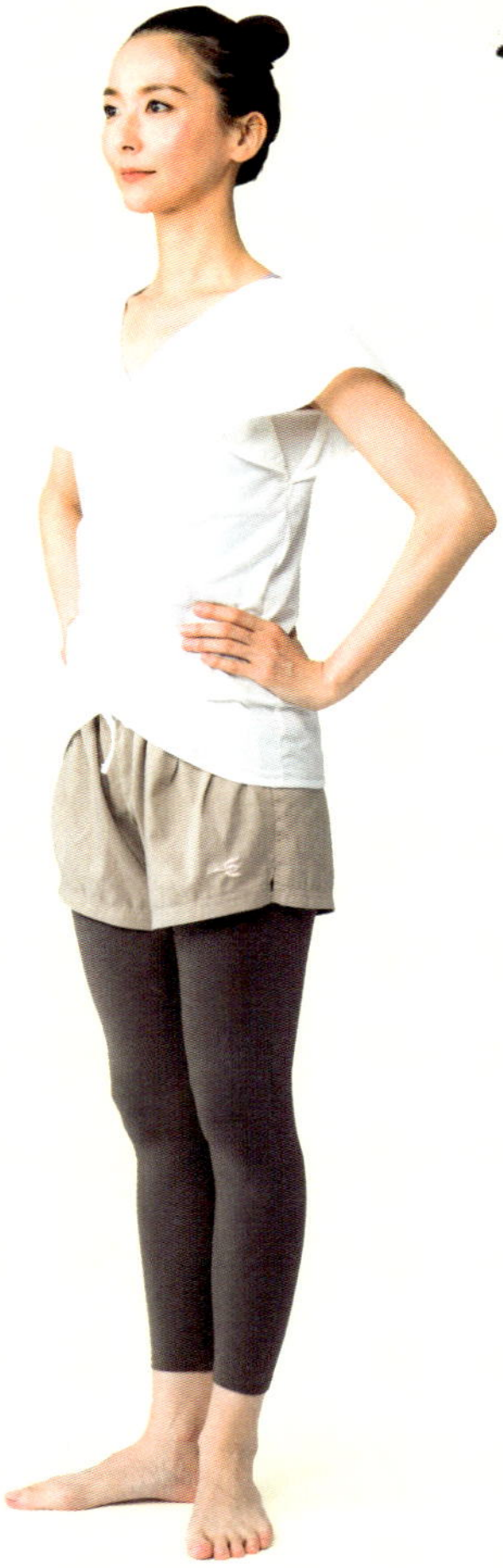

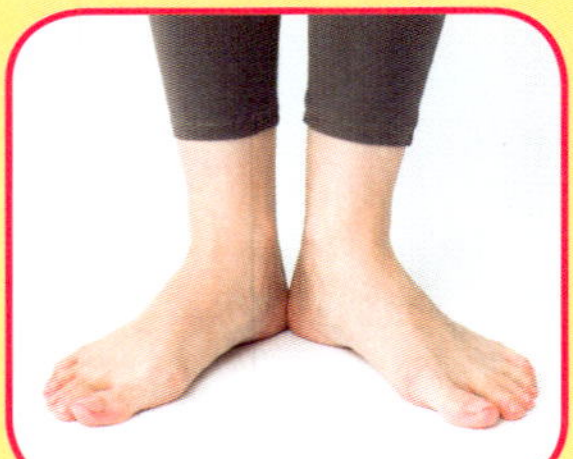

**POINT**

かかとをつけた状態から
スタートすることで、
下半身の筋肉の瞬発力を
効果的に高める

# 2 かかとの上におしりがのるようにしゃがむ

骨盤が前後に倒れないように
上半身を真っすぐに保ち、
両脚をできるだけ外に開きながら、
つま先立ちになりながらしゃがむ。ひと呼吸おき、
真っすぐに立ち上がって1の姿勢に戻る

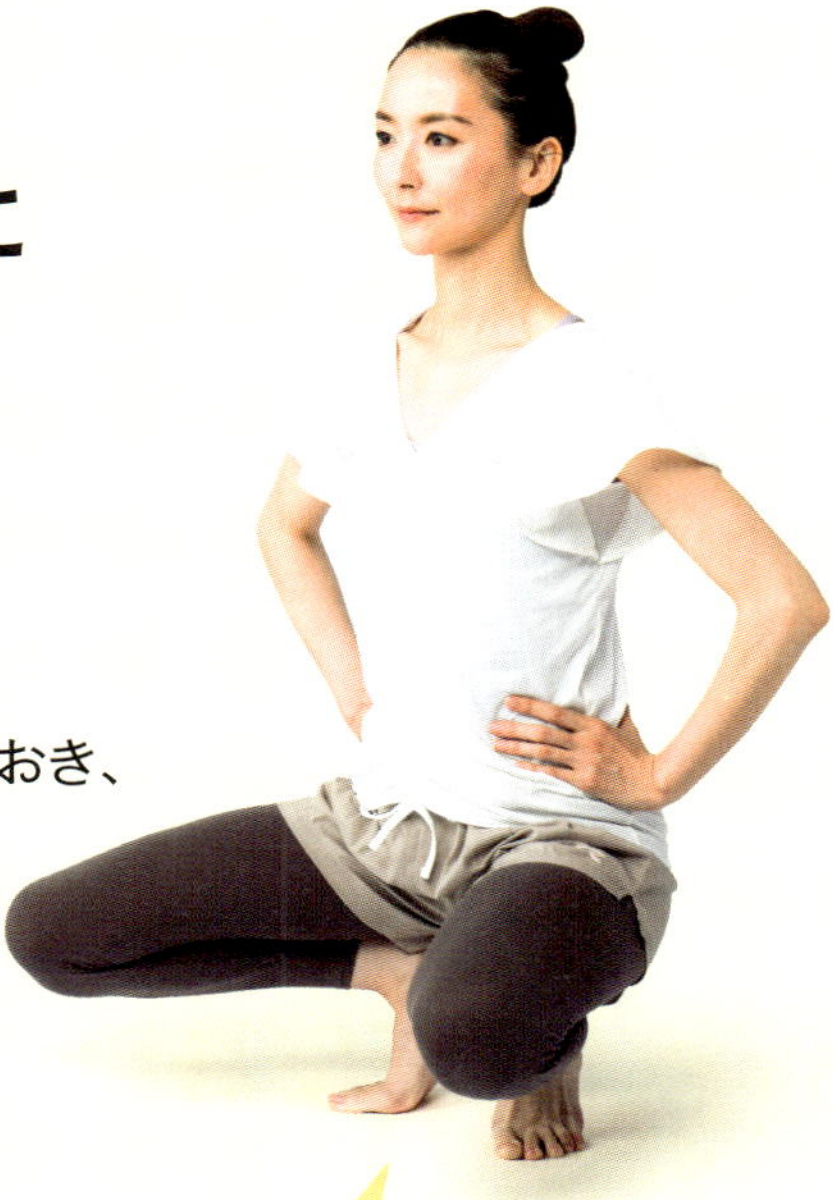

**10回 繰り返す**

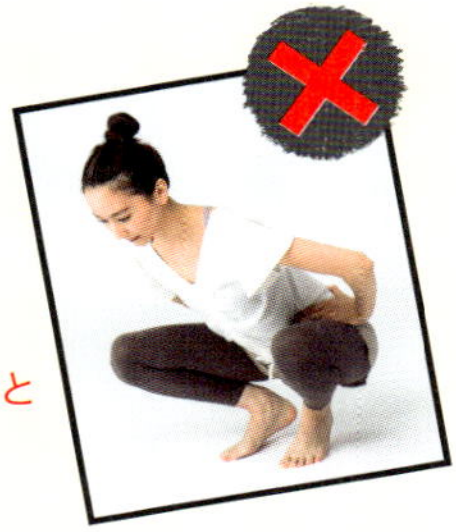

前かがみになると
おしりエクボは
つくれない

**POINT**

左右のかかとの上に
坐骨がのるようにしゃがみ、
おしりの穴をキュッと締める

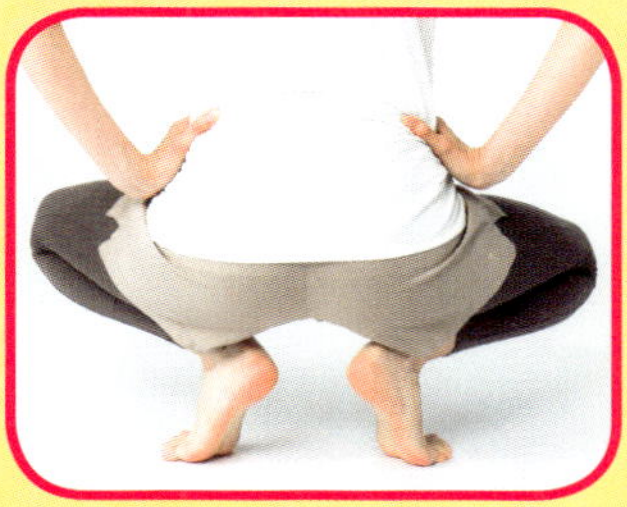

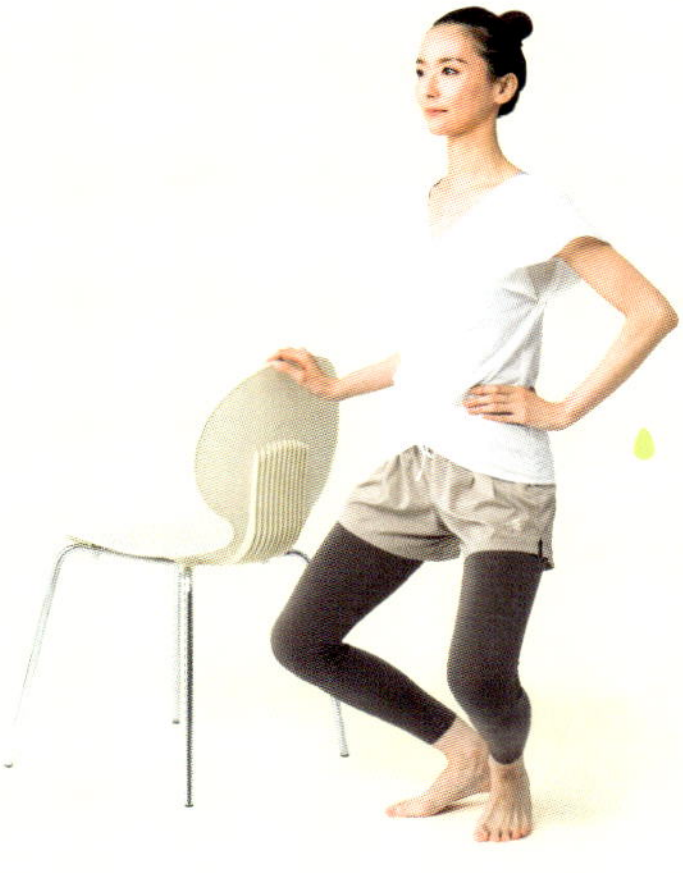

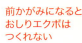

**しゃがめない人はイスを利用しても**

イスの背もたれに手を置いて支え、
半分までしゃがんで立ち上がる。
5～10回、無理のない範囲で繰り返せばOK

おしりエクボ体操の**前に**取り入れるとスムーズに

# 股関節ストレッチ

おしりの筋力が弱く、おしりエクボができない人は、決まって股関節の可動域にかたよりやゆがみが。股関節まわりのストレッチをプラスすることで、おしりエクボ体操がスムーズにできるようになるだけでなく、自分の体のクセや左右差を知るのに役立ちます

## 1 寝ながら外開き

股関節は広げた状態がもっともリラックスしたポジション。股関節に〝遊び〟をつくるイメージで、片脚ずつあぐらをかくようにして股関節全体をゆるめていきます

### 1 片方のひざに足首をのせる

仰向けに寝て両ひざを立て、片側のひざに反対側の足首をのせる

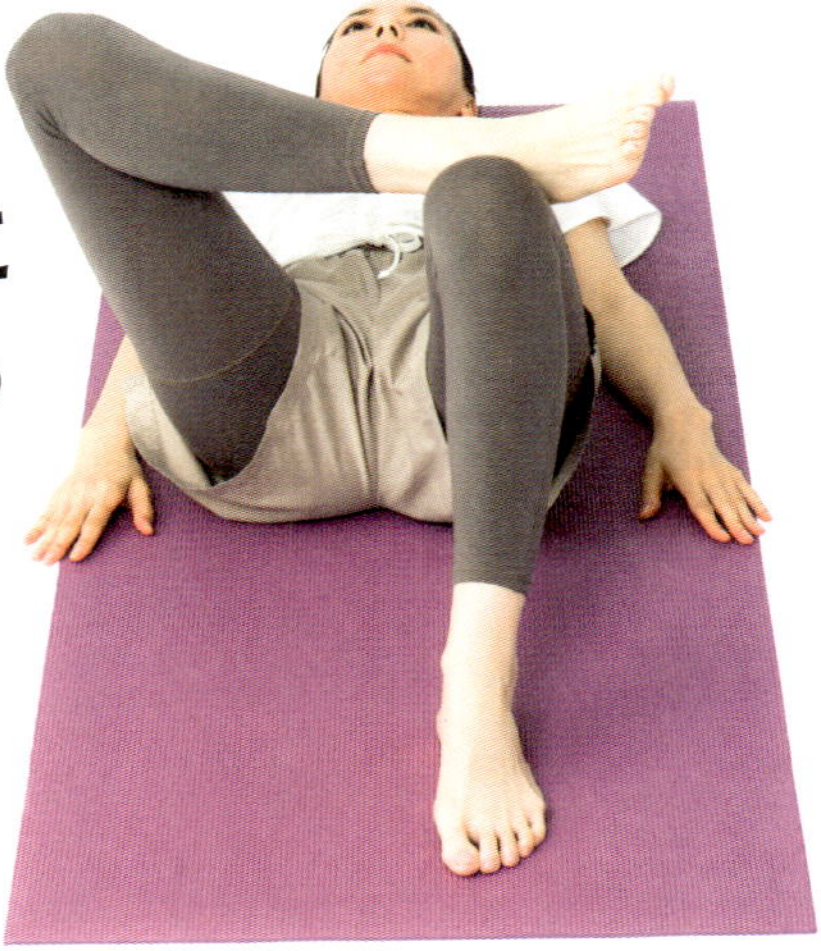

横から見ると

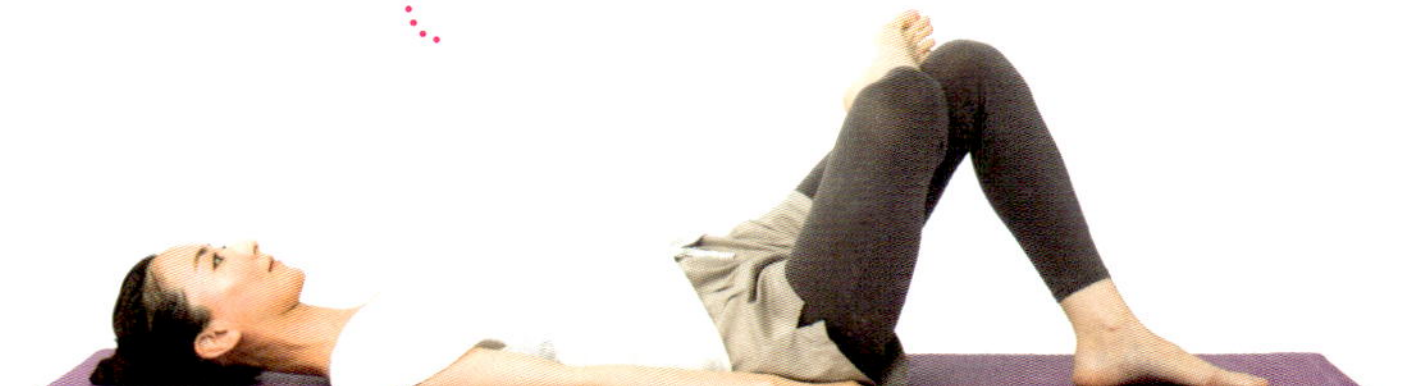

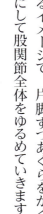

## 2 のせた脚を開くように動かす

のせたほうの脚のひざを
上下にスイングさせるように、20回動かす。
力を入れず、関節がゆるむようにリズミカルに

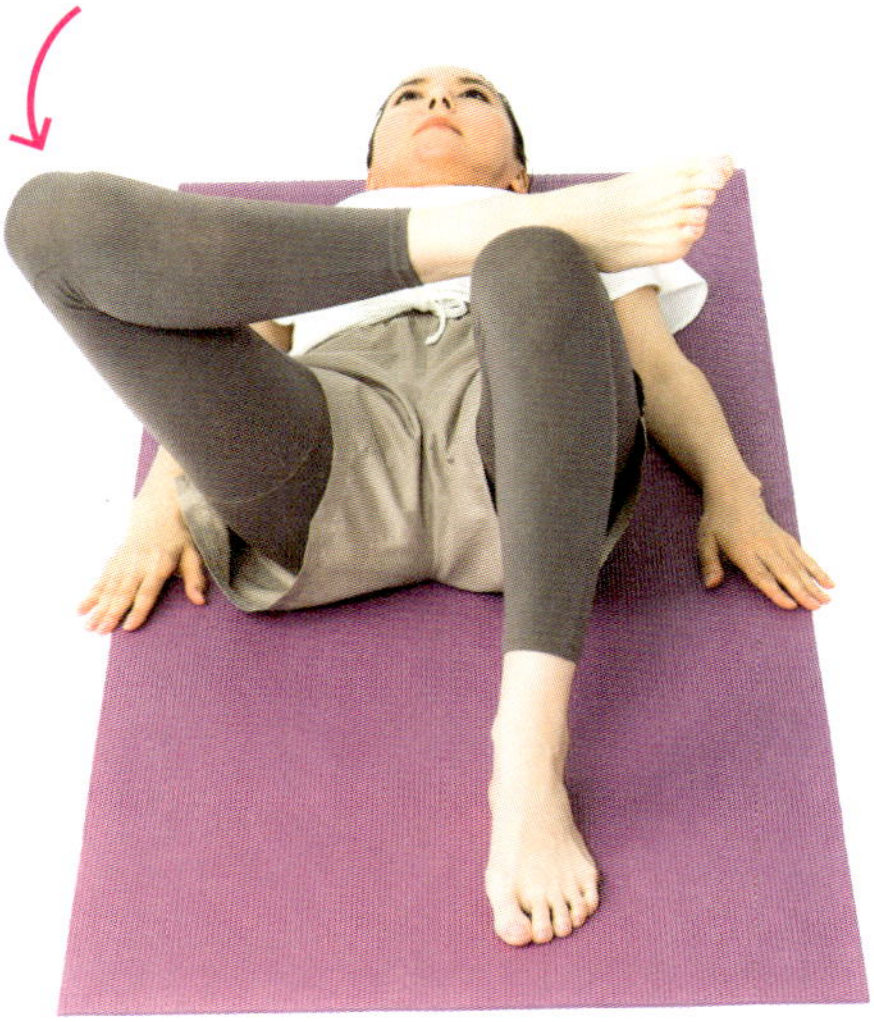

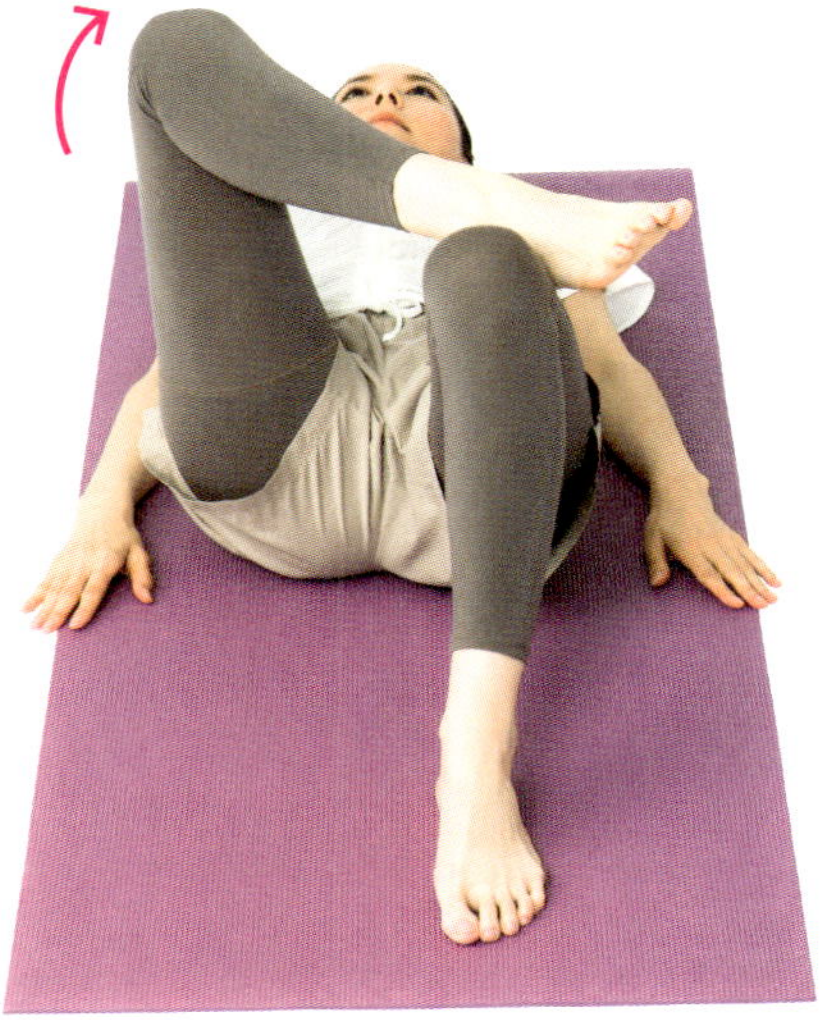

横から見ると

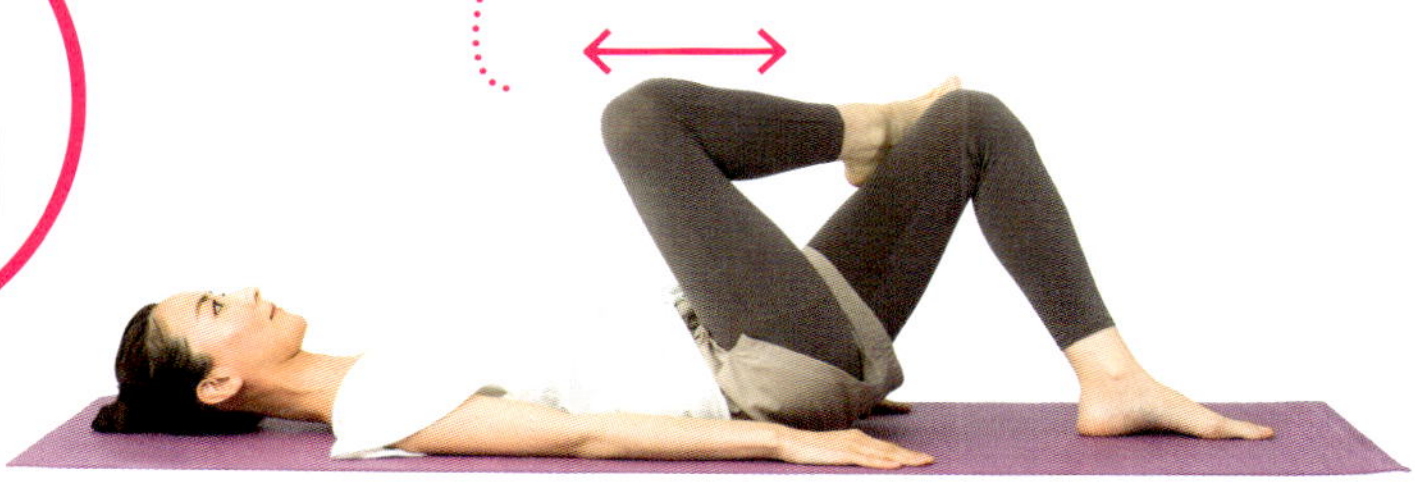

**左右 各 20回**

※股関節が窮屈に感じる場合は、床につけた足の位置をおしりから離し、股関節の曲がり角度を抑えて行いましょう

## 2 寝ながら内倒し

股関節にとって大切なことは、外開きと内倒しがともに同じようにできること。寝る姿勢で行うことで、股関節に過剰な負担を与えず、安全にストレッチ効果を引き出せます

### 1 片方のひざに足首をのせる

仰向けに寝て両ひざを立て、
片側のひざに反対側の足首をのせる

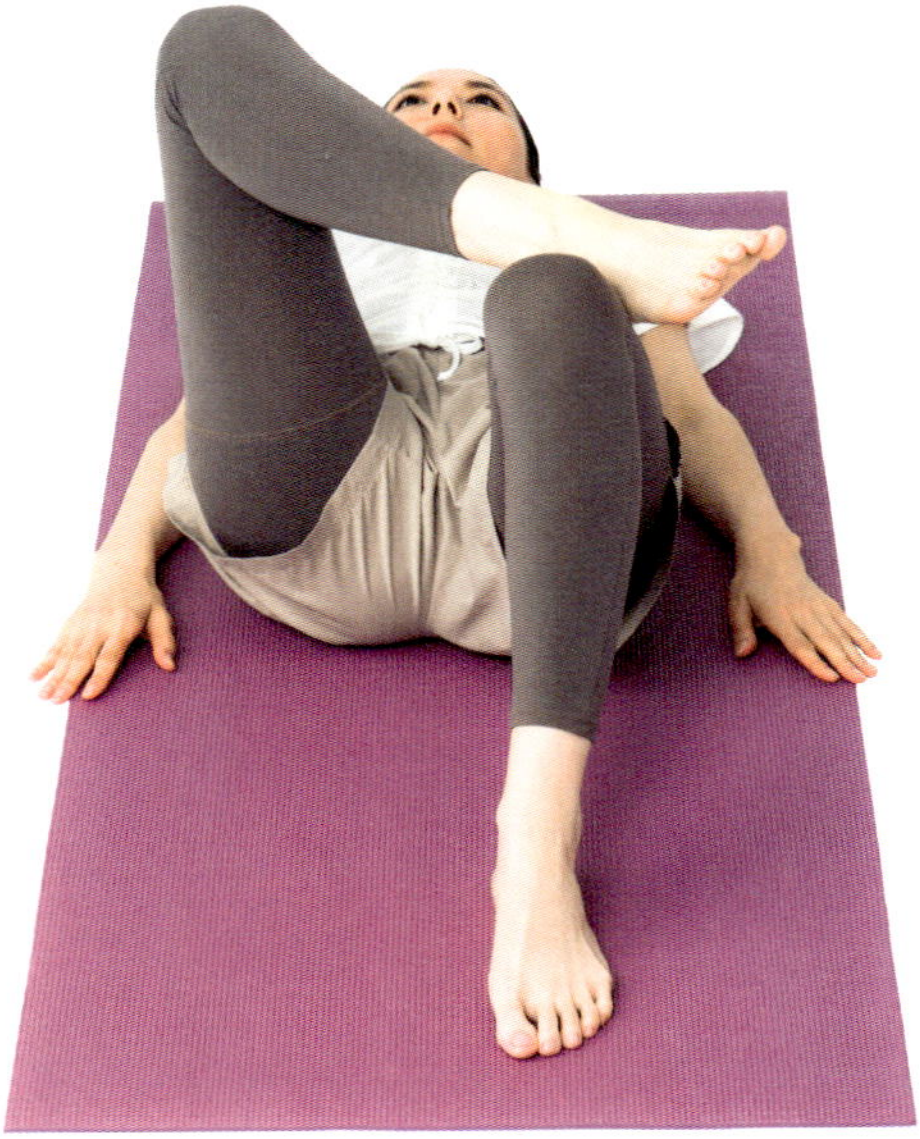

横から見ると

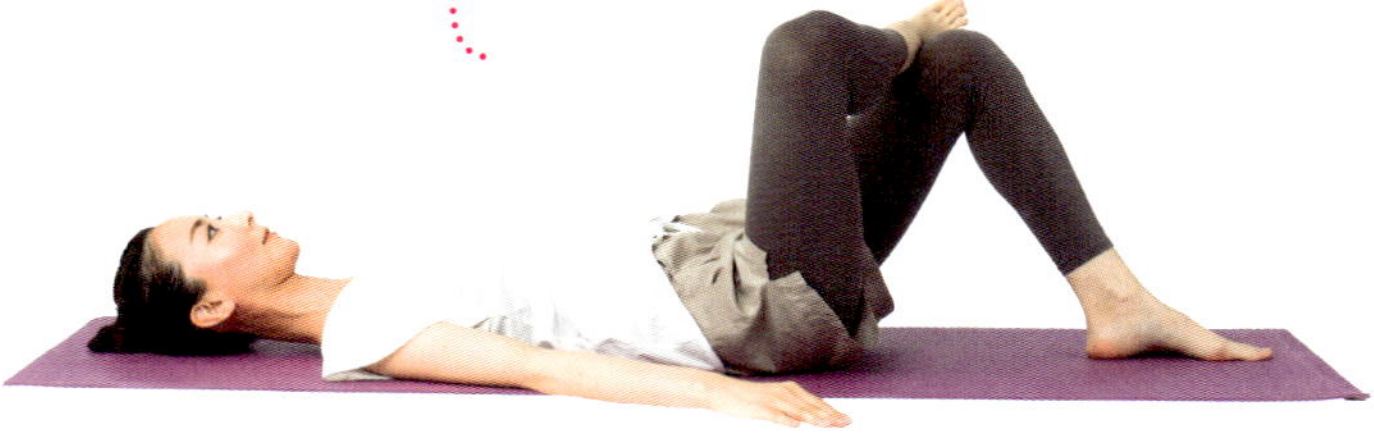

# 2 立てた脚を内側に倒す

のせた脚の重みを利用しながら、立てた脚を内側に倒す。
このとき、できるだけ両ひざを床に近づけ、
おしりが大きく浮かないようにするのがポイント

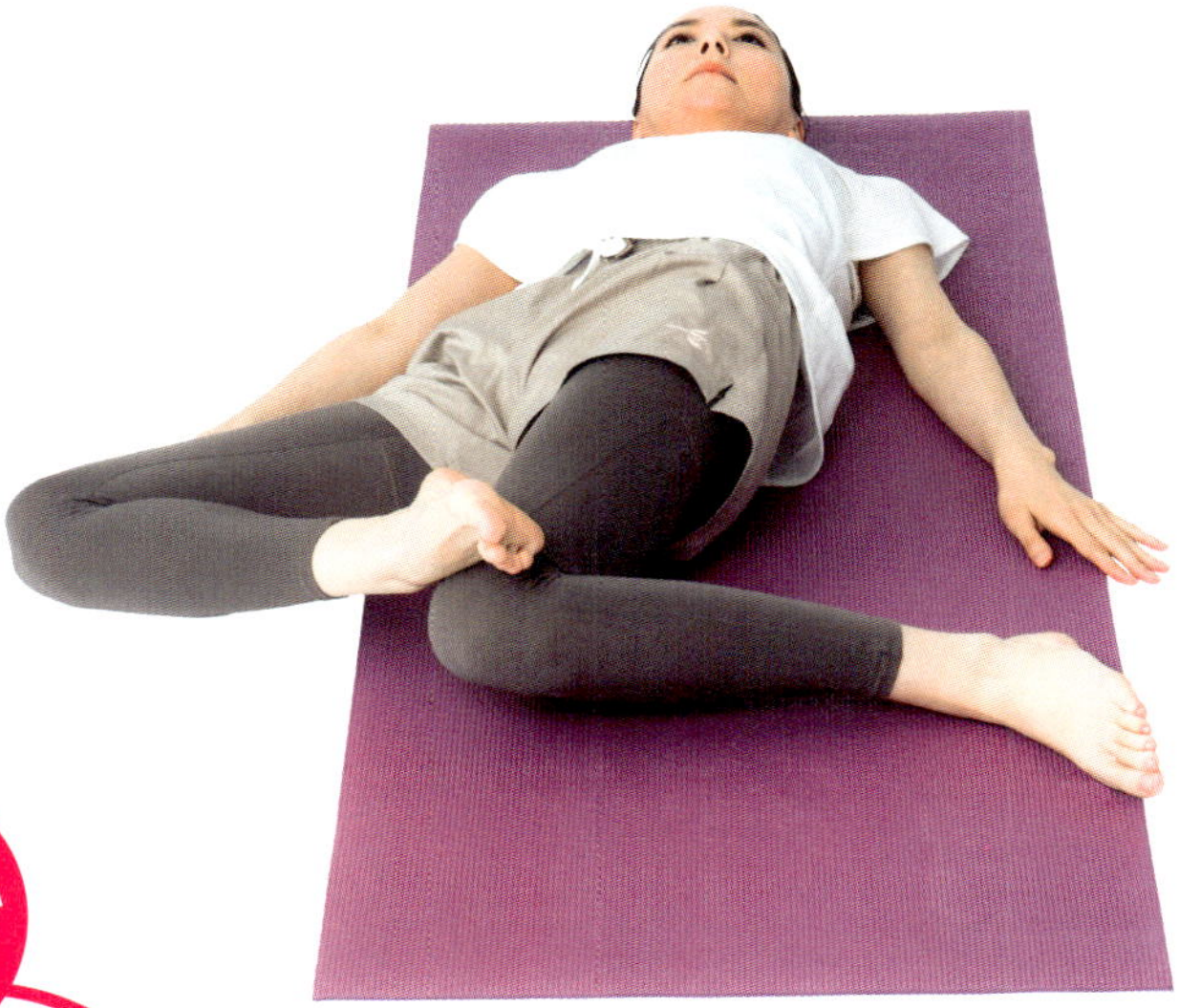

20秒キープ × 左右 各1回

横から見ると

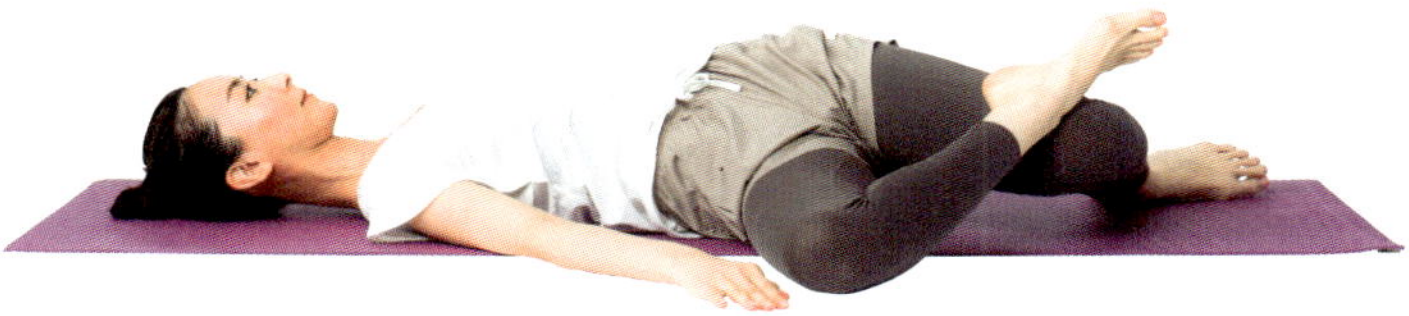

3

# 片ひざ立ち前伸ばし

座り姿勢が長くなると股関節の前面にこわばりが生じ、正しい姿勢の妨げに。脚のつけ根を押し出すようにして、股関節の前側をしっかり伸ばします

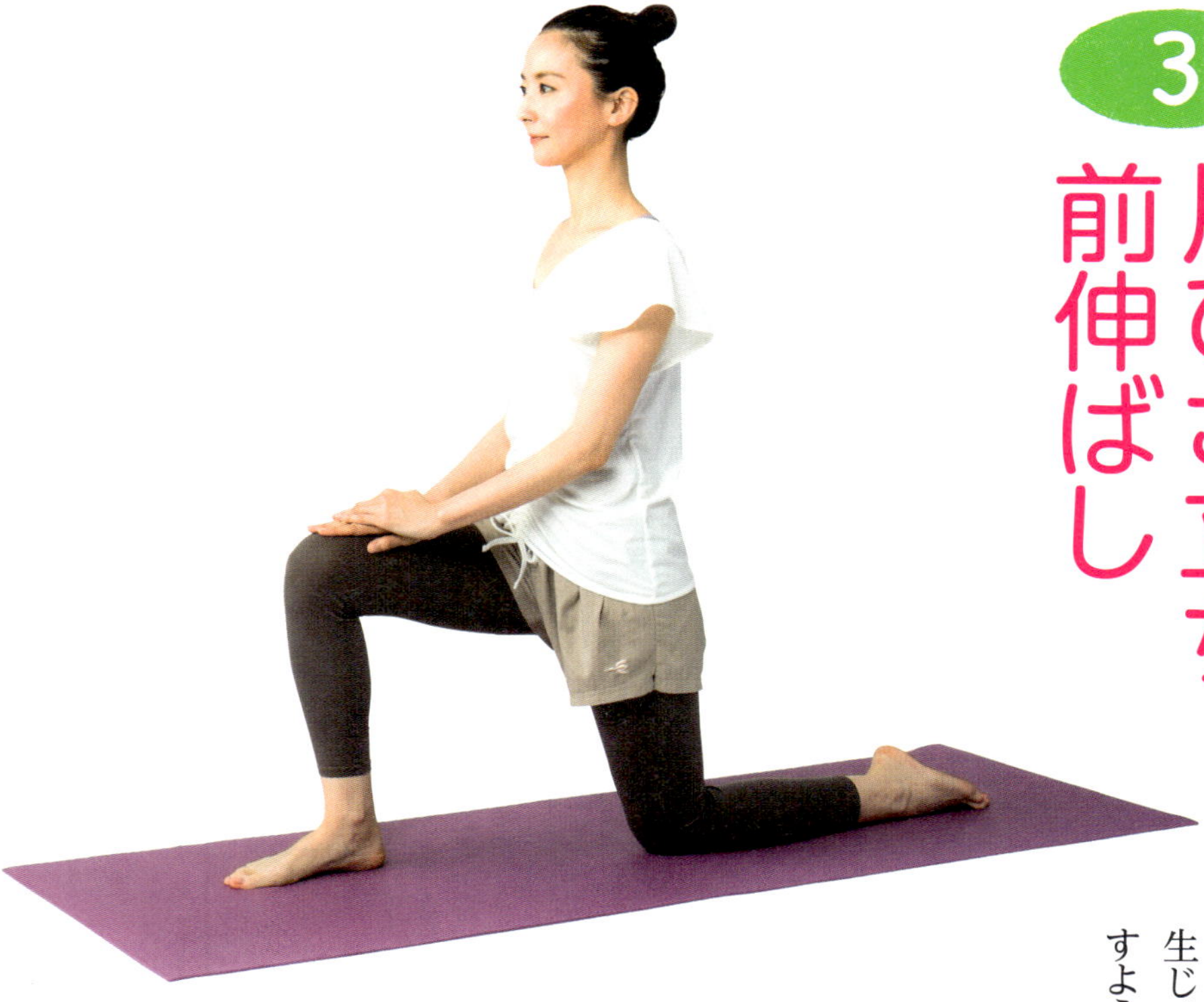

1

## 片ひざ立ちでスタンバイ

片ひざ立ちになり、
両手をひざの上に軽くのせる

**20秒 キープ × 左右 各 1回**

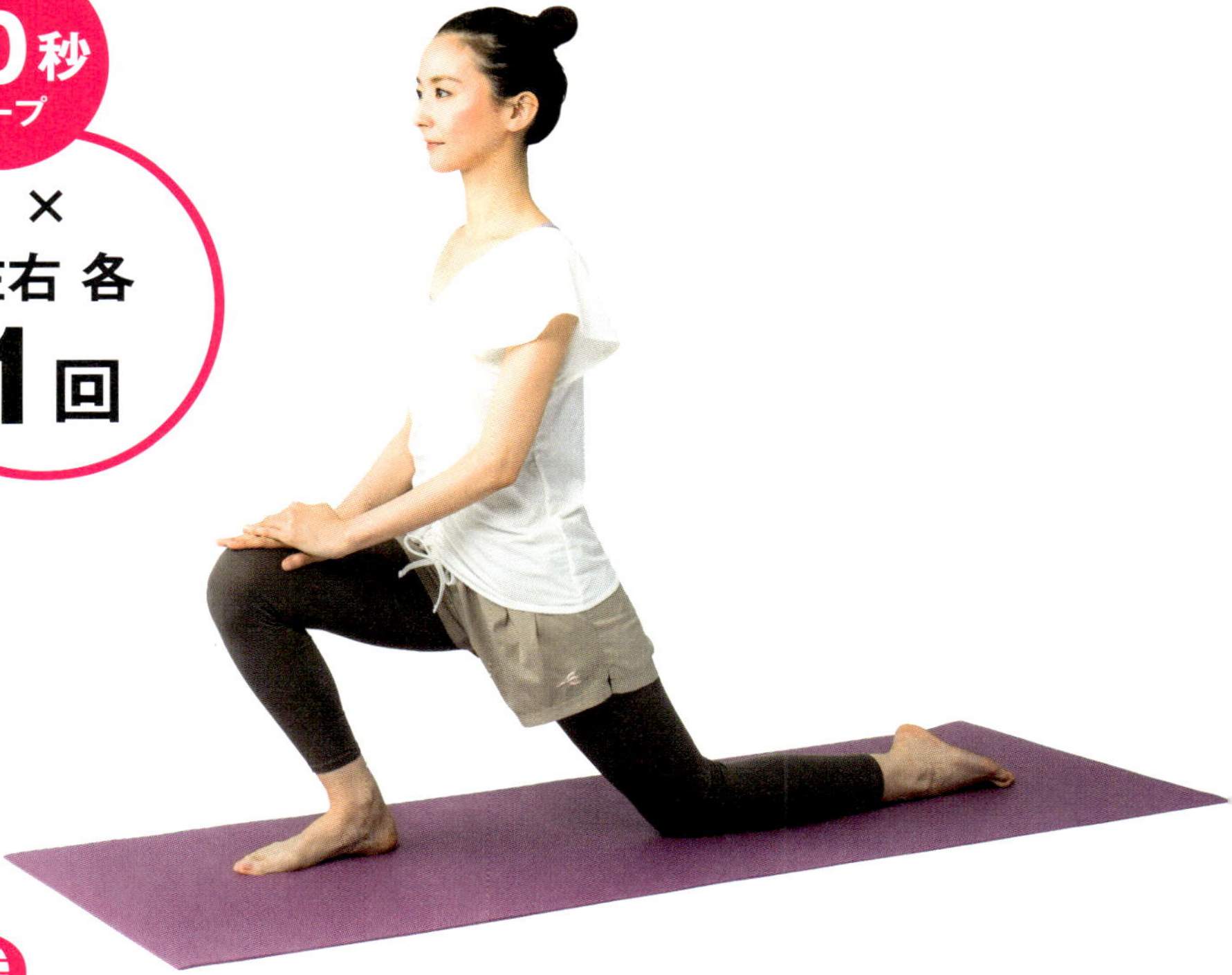

## 2 脚のつけ根を押し出すように伸ばす

上半身を起こしたまま、股関節、脚のつけ根を前に押し出すようにひざを深く曲げる。

後ろの脚を後方に長く伸ばすようにすると、いっそう効果が高まる

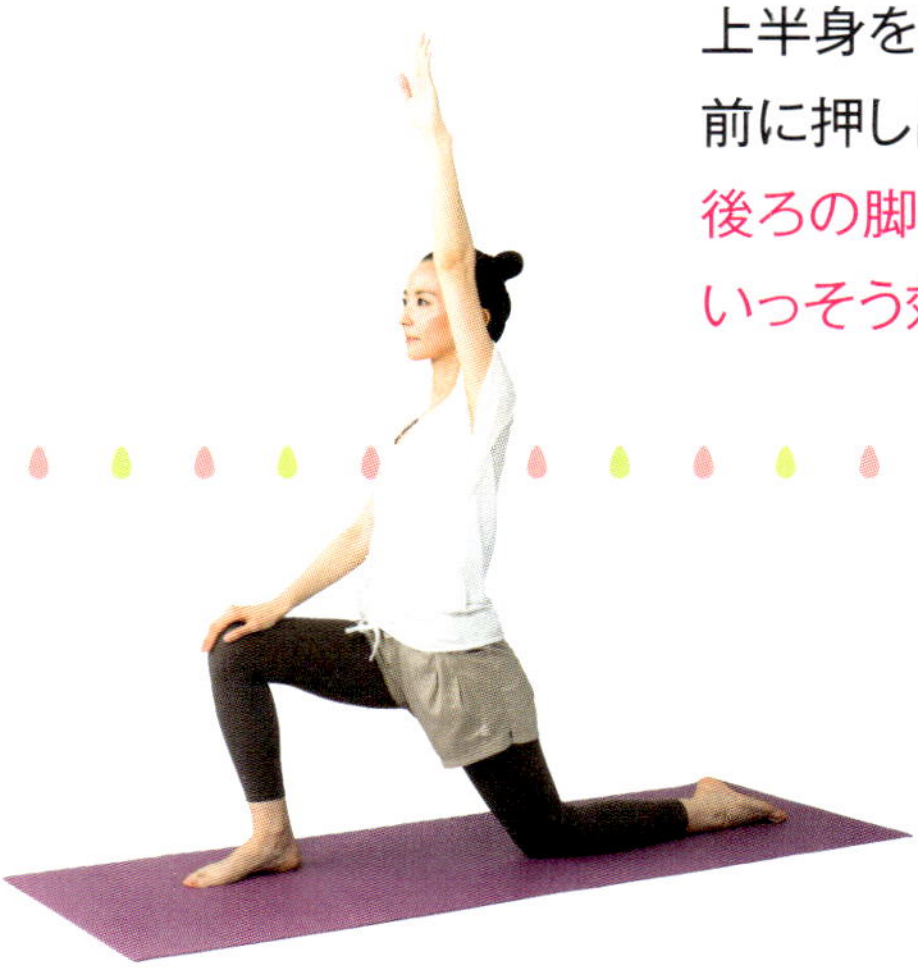

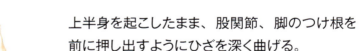

**手を上に伸ばすと インナーマッスルにも効く！**

**2でひざを深く曲げたとき、反対側の腕を真っすぐ上に伸ばすと、おなかや脇腹の筋肉もストレッチできる**



※不安定な場合はイスやテーブルに手をかけて行いましょう

おしりエクボ体操の仕上げにプラスして効果アップ①

# 骨盤スイング

おしりエクボ体操の仕上げに取り入れると、エクササイズの効果がいっそうアップ。
骨盤の角度を自由に操れるようになると、股関節のパフォーマンスが向上し、
痛みの予防にもつながります。腰痛があったり、でっちり姿勢の人には特におすすめです

## 1 立ってスイング

立って骨盤を前後に傾斜＝スイングさせる動きを繰り返すことで、骨盤を自由に動かせるようになると、骨盤のベストポジション＝正しい立ち姿勢を学習しやすくなります。骨盤が前や後ろに傾きすぎているのも改善

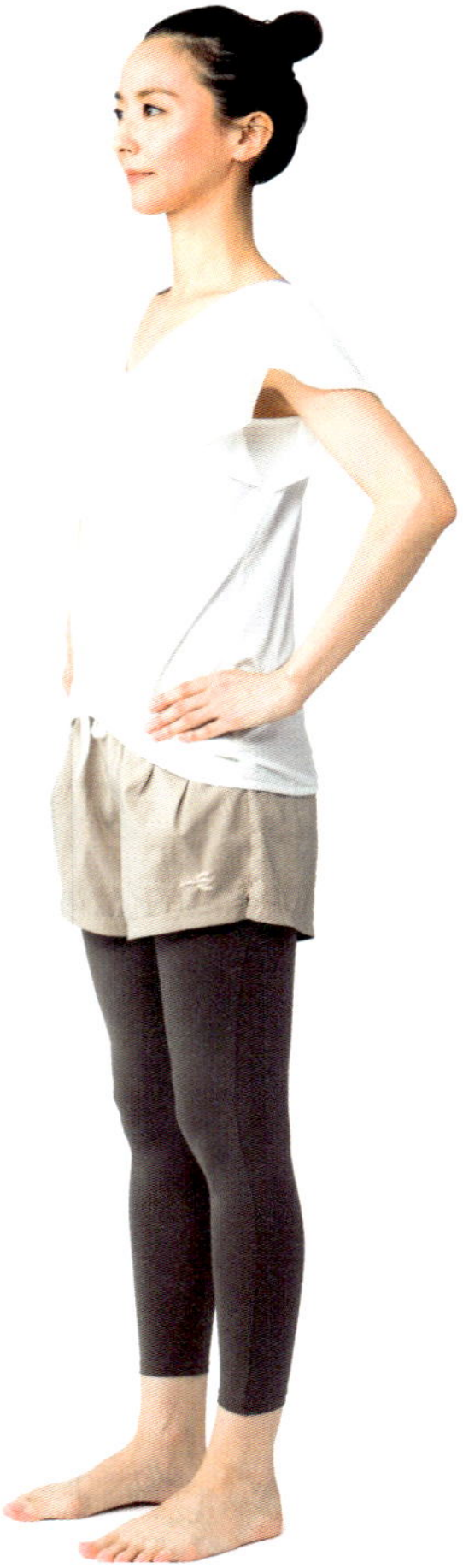

### 1

### 両手を腰骨に当て真っすぐ立つ

左右の足は平行に4～5cmあけて立ち、
両手を腰骨の両端の出っ張り部分に置き、
目線は正面に

## 2 反り腰になって骨盤を前に倒す

左右の手で腰骨を前に倒すイメージで、おへそを前に突き出し、おしりの穴を真後ろに向けるようにして反り腰になる。

上半身は真っすぐをキープして

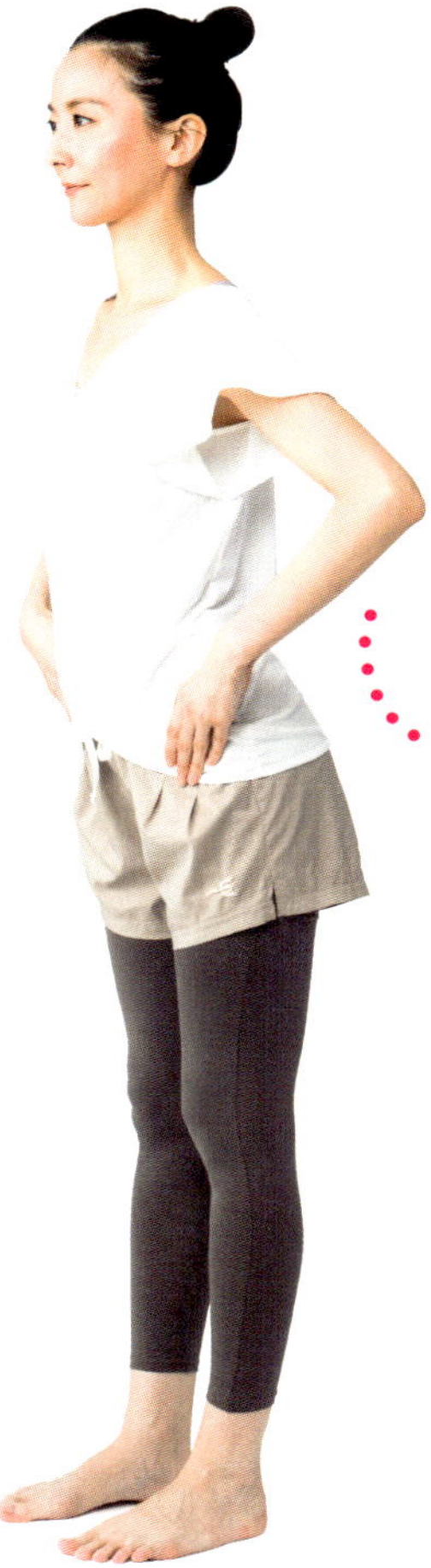

## 3 腰を丸め骨盤を後ろに倒す

左右の手で腰骨を後ろに倒すイメージで、おへそをおなかの中に引っ込め、おしりの穴を地面に向けるようにして腰を丸める。

頭と視線は正面に向けて

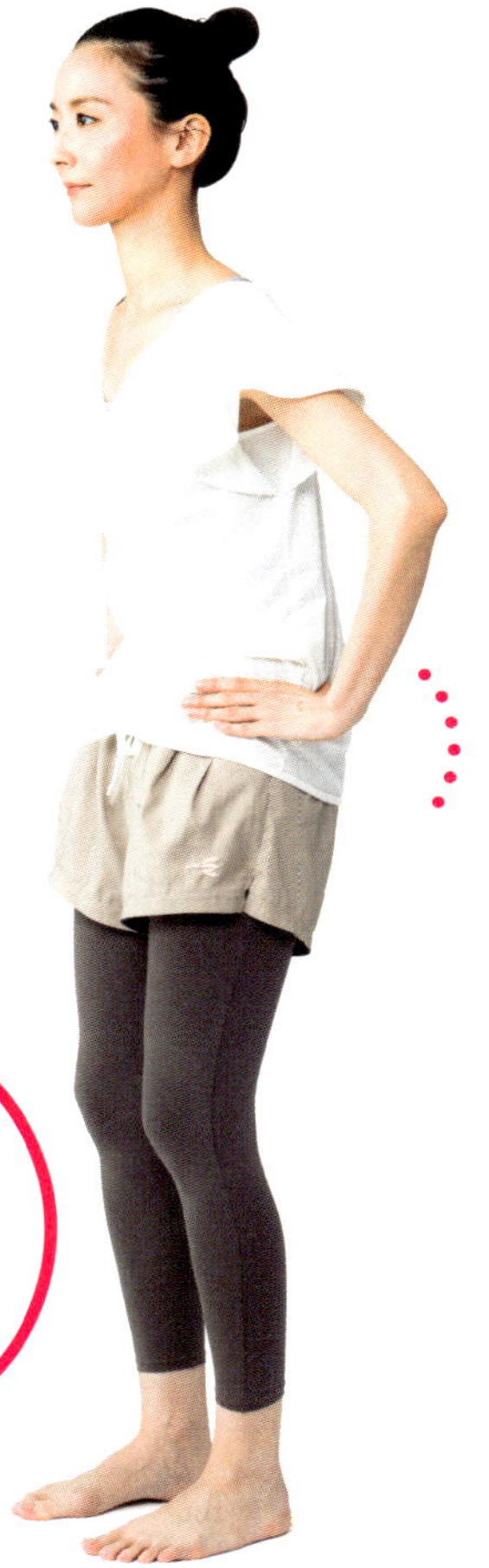

**20回**

2

# 座ってスイング

イスに座ったまま行うので下半身が安定し、仕事中やテレビを見ながらでも気軽にできます。座りっぱなしで負担がかかった股関節まわりを、骨盤を揺らすことでリフレッシュできます

## 1 イスに座り骨盤に手を添える

ひざが 90 度ぐらいになるよう、
イスに浅めに座り、
骨盤に両手を軽く添える

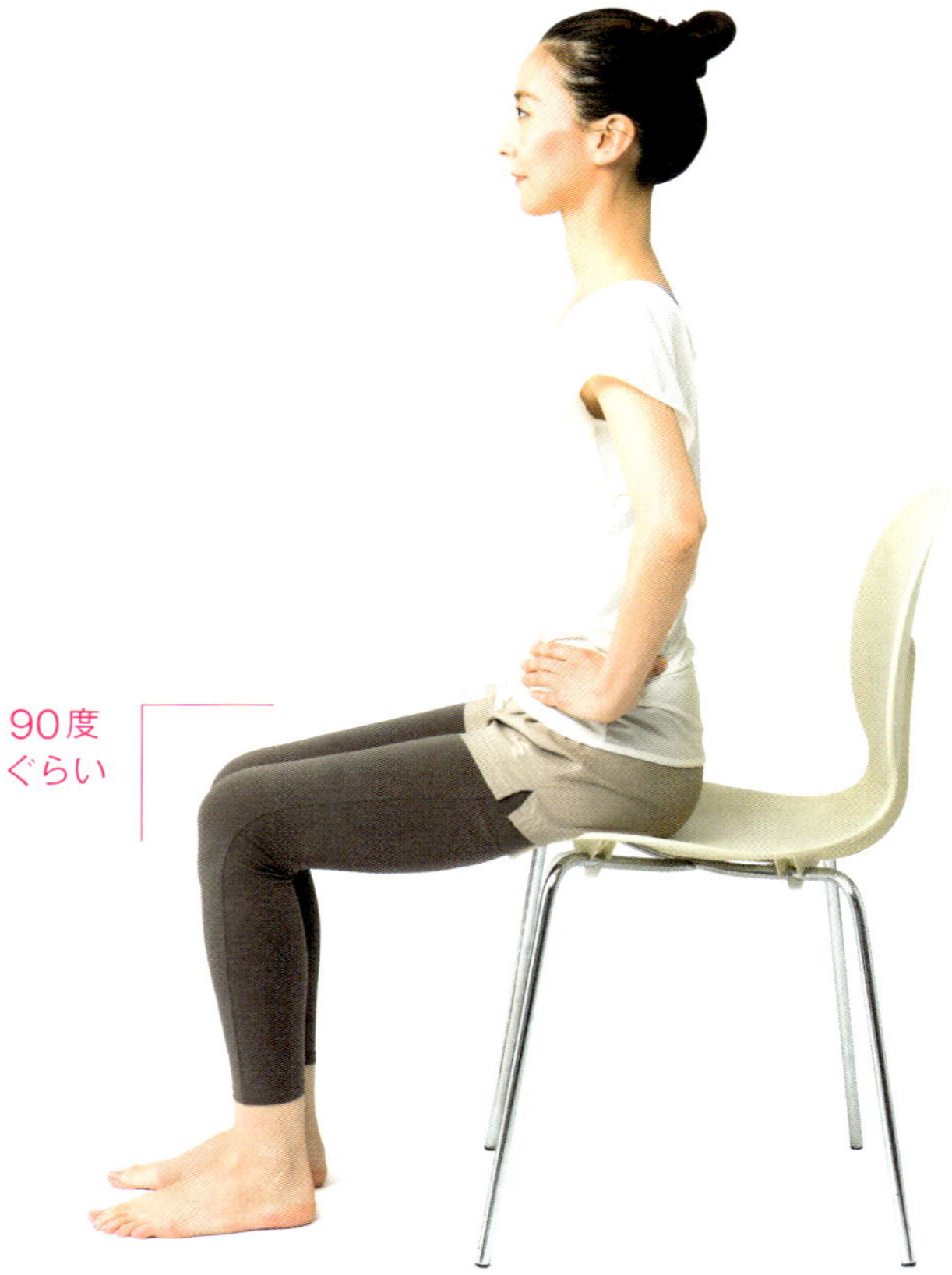

20回

## 2 骨盤を後ろに倒す

おへそと背中をつけるようにして、骨盤を後ろに倒す。このとき、頭の上にリンゴをのせているイメージで、リンゴを落とさないように上下のみに動くように

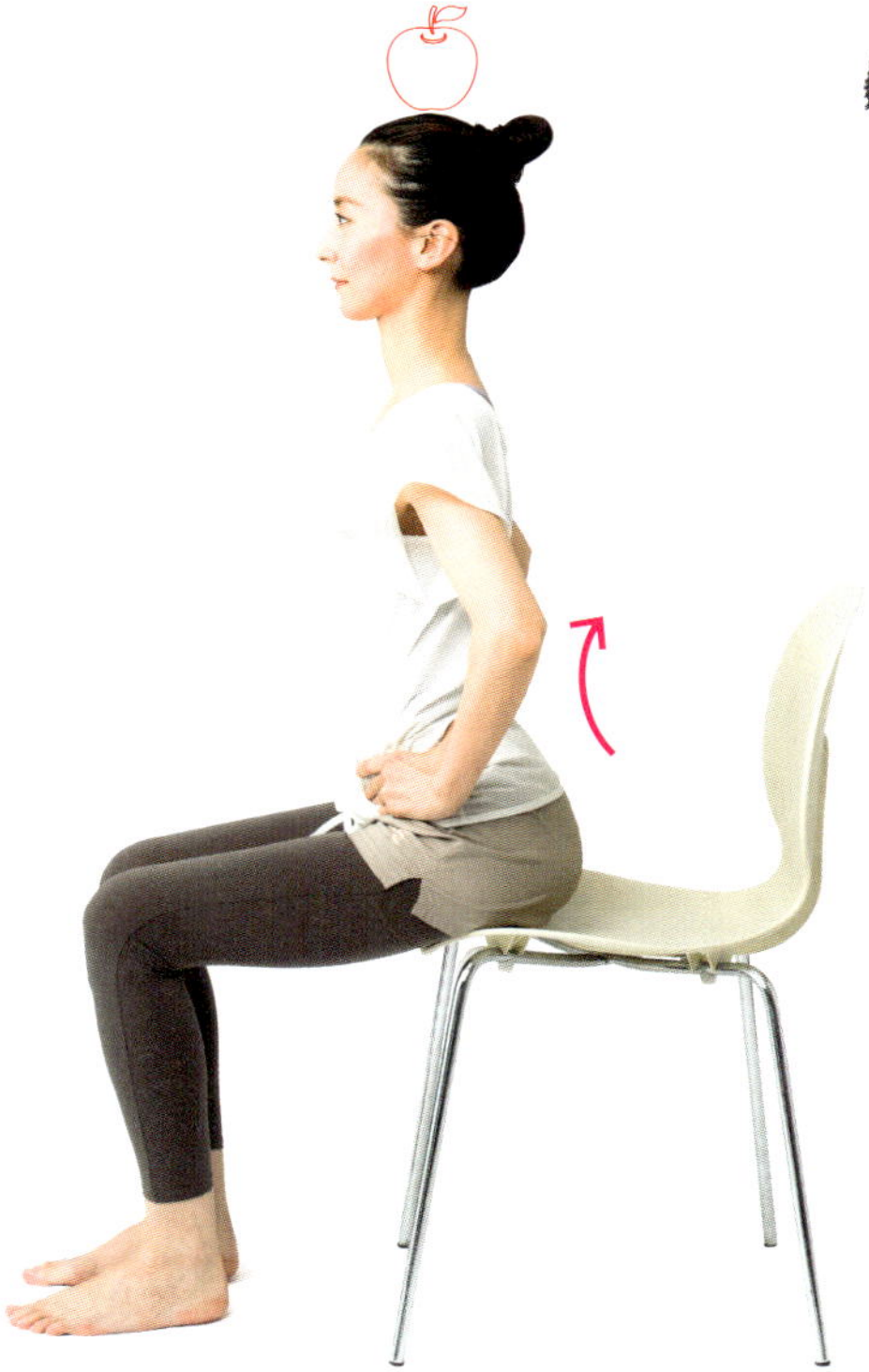

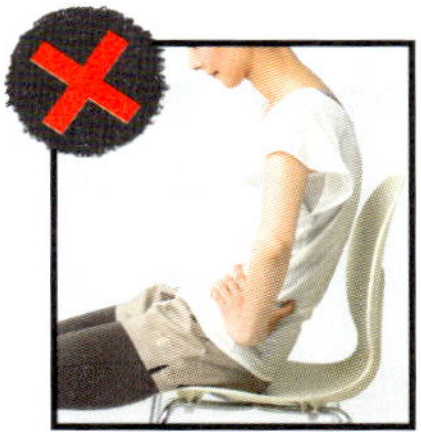

上半身ごと後ろに
倒れないように。
動かすのは骨盤だけ

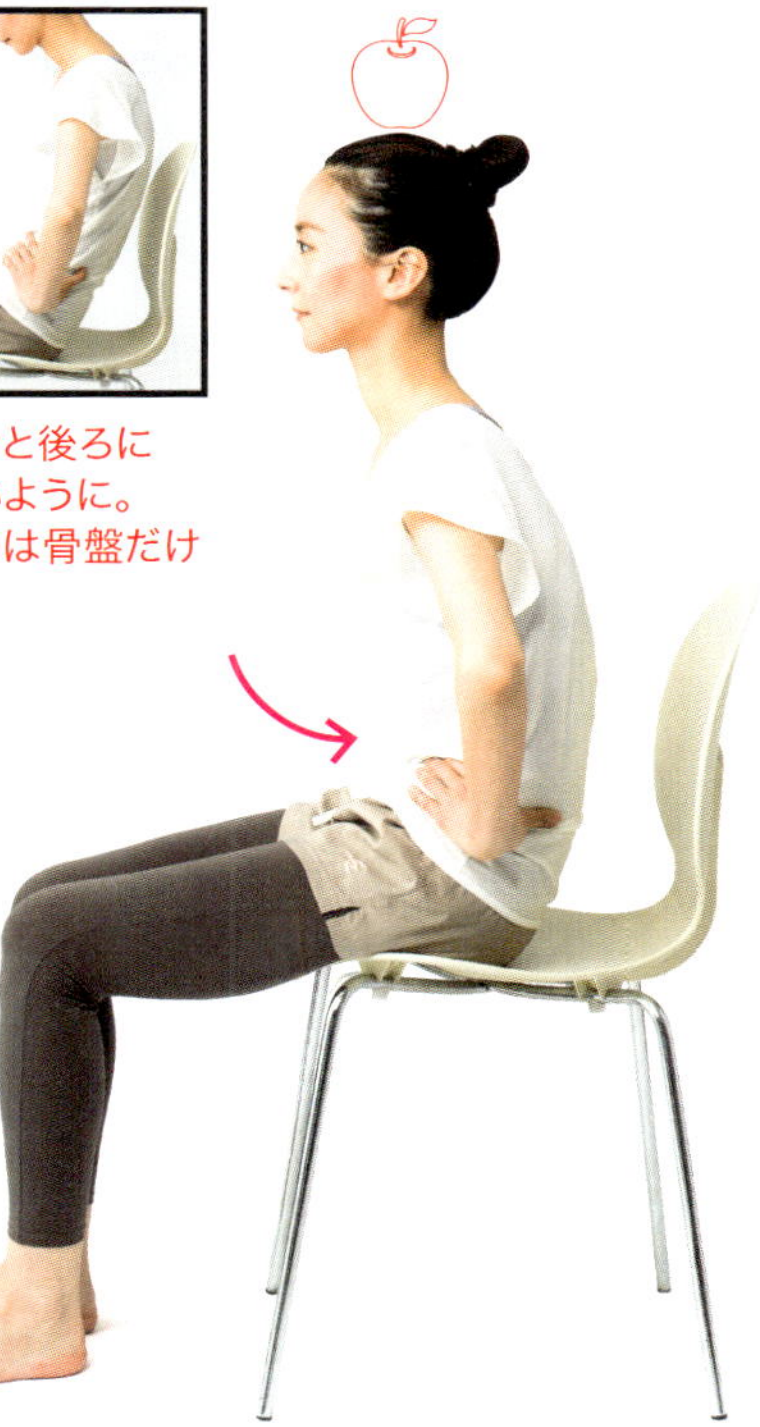

## 3 骨盤を立てるように腰を反らす

骨盤が座面に対して垂直になるようなイメージで、腰を反らす。このときも2と同様に、頭の上のリンゴを落とさないように

おしりエクボ体操の仕上げにプラスして効果アップ②

# 肩甲骨ウイング

股関節と肩甲骨は表裏一体。肩こりなどの肩甲骨まわりの不調は、
股関節の影響を受けていることが多く、その逆もしかり。
肩甲骨を天使の羽のように動かして、しっかりケアしましょう

## 1 肩回し

肩甲骨まわりの筋肉をほぐし、血流をアップ。仕事や家事などで同じ姿勢が続いたときにもこまめに取り入れて

### 1 両手を肩の先に添える

ひじを曲げて両手の指先を両肩に添える。このとき、腕は体の両脇に持っていき、肩をすぼめず、背筋を真っすぐに

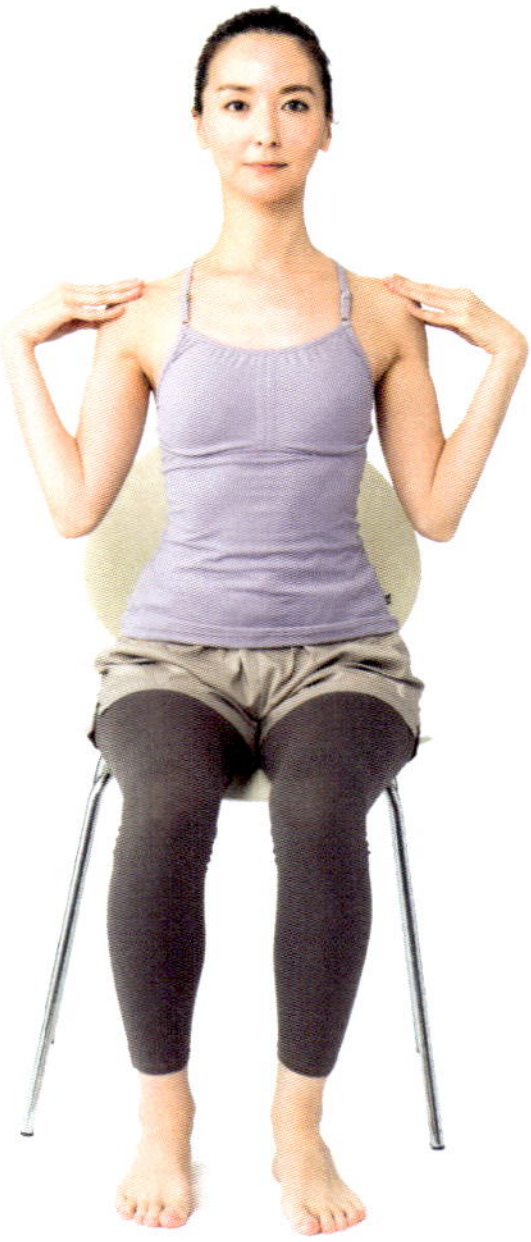

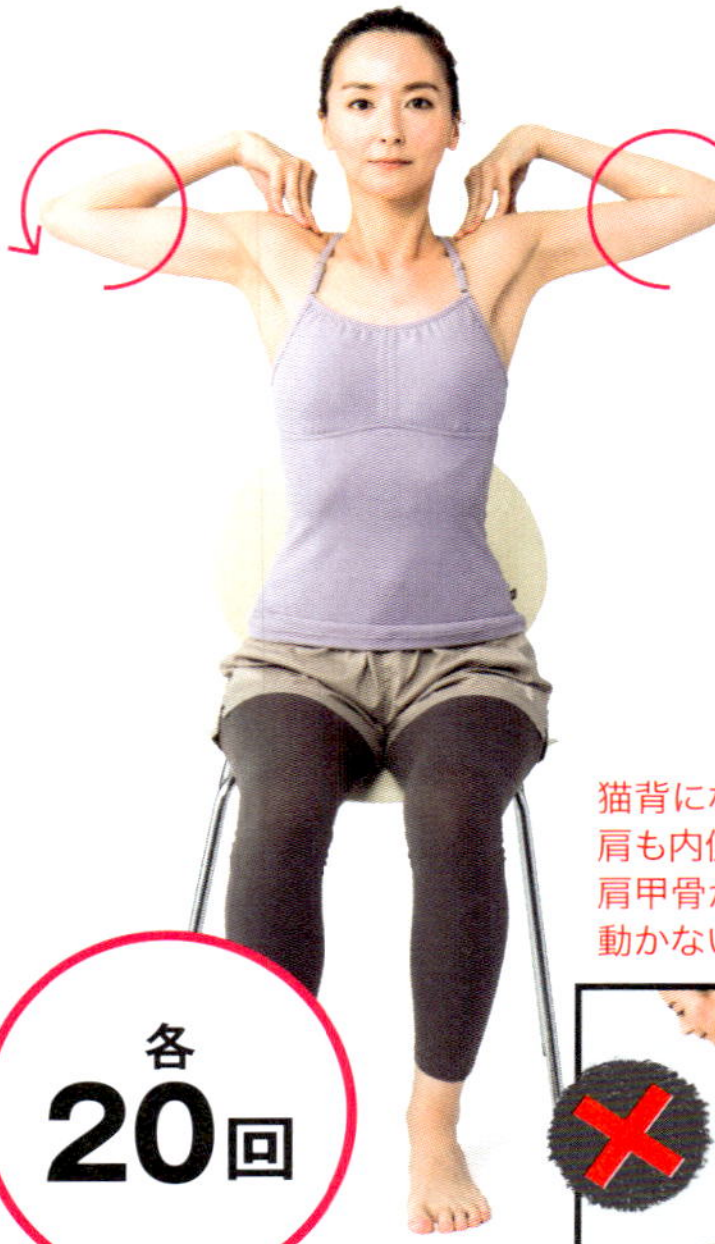

各20回

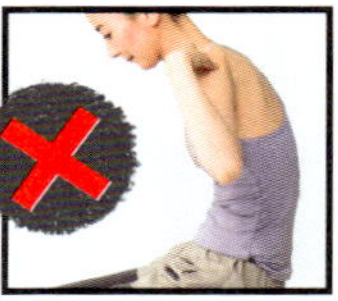

猫背になると肩も内側に入り、肩甲骨がきちんと動かない

### 2 ひじで円を描くように大きく回す

肩先に指をつけたまま、ひじで大きな円を描くようにイメージして肩を回す。このとき、体の前側だけで回さないよう、肩甲骨を背中の中心に寄せるように意識しながら、ひじをできるだけ大きく動かす。

20回繰り返し、逆回りも同様にする

# 2 腕の上げ下げ

肩甲骨を寄せて下げるという、肩甲骨の苦手な運動を取り入れれば、肩こりが改善して美しい背中をゲットできる！

## 1 両手の甲を合わせるように腕を上げる

両腕を耳の横に沿うように真っすぐ頭上に伸ばし、手の甲を合わせる。
ひじが曲がったり、腕が前傾しないように注意して

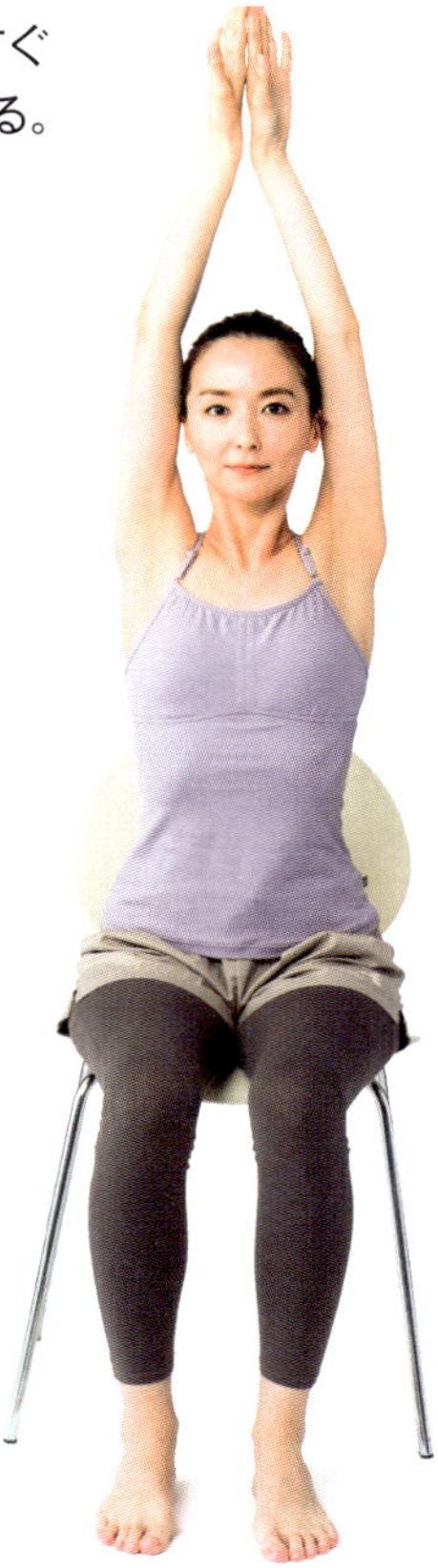

## 2 肩甲骨を寄せながらひじを下ろす

背筋を伸ばして胸を張ったまま、
肩甲骨を寄せるように意識して、
手のひらを体の左右に向けたまま
ひじを下ろす。1～2を 20 回繰り返す

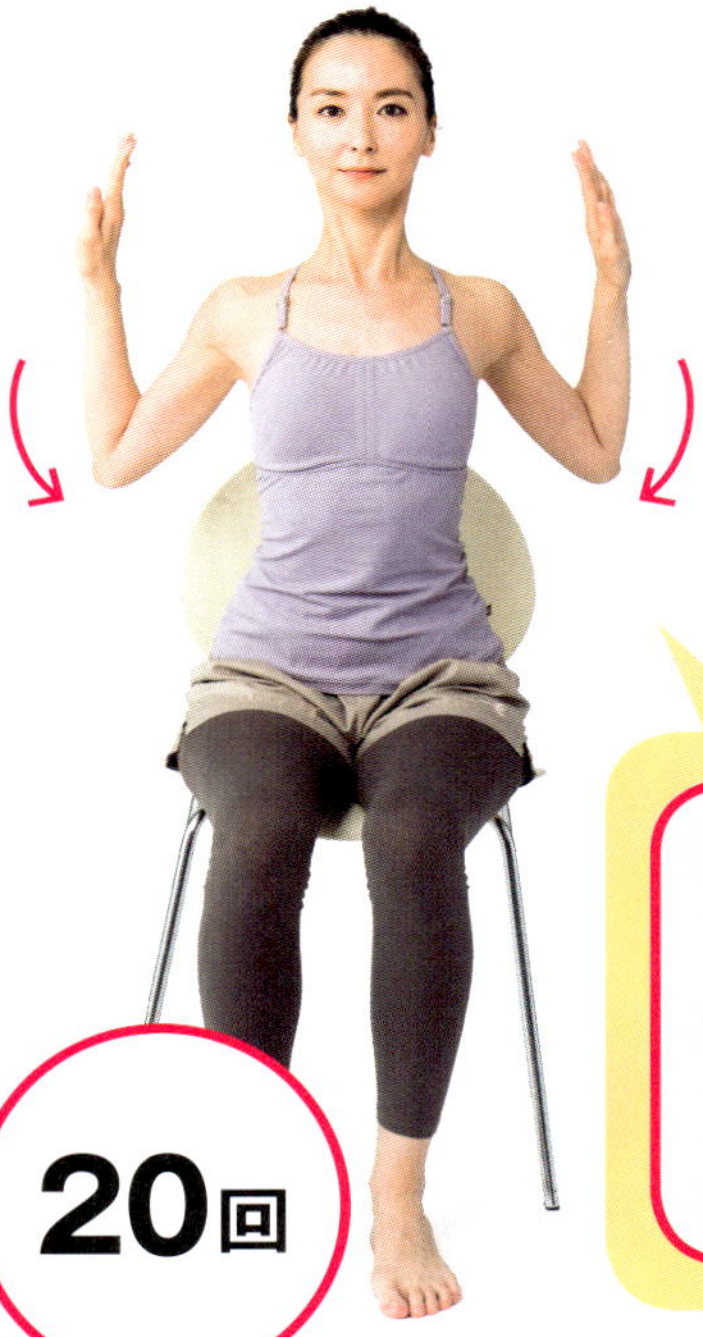

**20回**

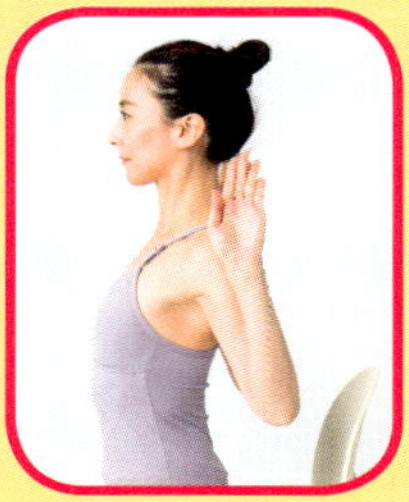

**POINT**

猫背にならないように胸を張り、ひじを後ろに引くようにして下ろす

## 股関節に違和感や痛みがある場合のスペシャルケア

# 筋肉ほぐし

エクササイズ中に違和感や痛みがあるときは、必ず筋肉をほぐしてから行って。
運動不足や生活習慣から、だれもが多くの“問題筋”（筋肉のこり）を抱えています。
筋肉をほぐすことで血行が改善して筋肉が柔らかくなりエクササイズがスムーズに。
もし筋肉をほぐしても違和感などが解消しない場合は、早めに専門家に相談を

## オススメの筋肉ほぐしグッズ

適度なかたさ、弾力、大きさがあるグッズの助けを借りると、
自分の手では届かない深部のこりが簡単に、効果的にほぐせます

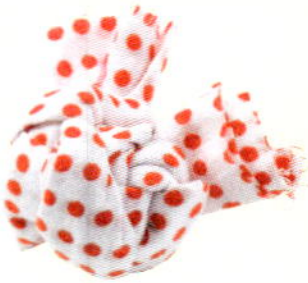

### 結んだ手ぬぐい

日本手ぬぐいを数回かた結びするだけ。
ボール状の大きさになり、
適度なかたさも出てすべりにくい

#### つくり方

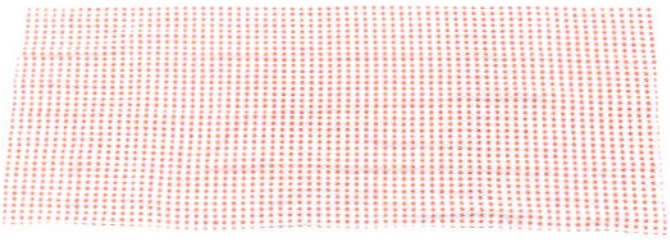

❶手ぬぐい（縦37×横100cm程度）を、ひも状になるよう縦に数回折る

▼

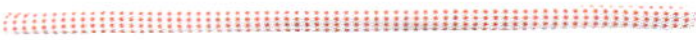

❷中央で1回かた結びをする。
その結び目をおおうようにしながら、かた結びを繰り返し、ボール状になればでき上がり

▼

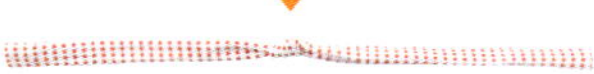

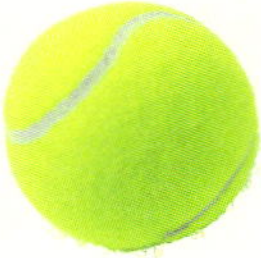

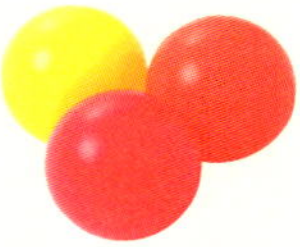

### ボール

テニスボールや、
百均でも購入できる
直径5cm程度の
スーパーボールなど。
適度な弾力があるものが
◎。転がりやすいので、
位置がずれないように
注意して

### トライポッド

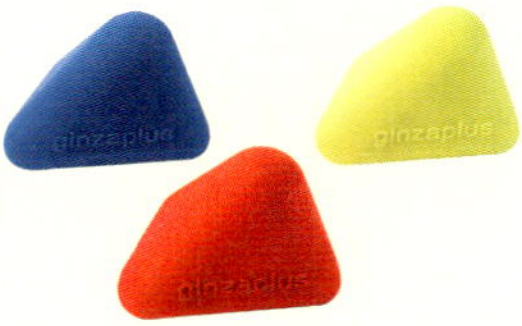

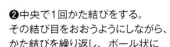

筋肉ほぐしのために著者が開発した
専用グッズ。高さ5cm程度の三角形状で、
スーパーボールのようなかたさと弾力があり、
ずれにくく、ピンポイントでこりに効く

# 中殿筋《ちゅうでんきん》をほぐす

中殿筋がかたくなると外開きがしにくくなります。
分厚い筋肉なので、かなりの圧を加えても OK

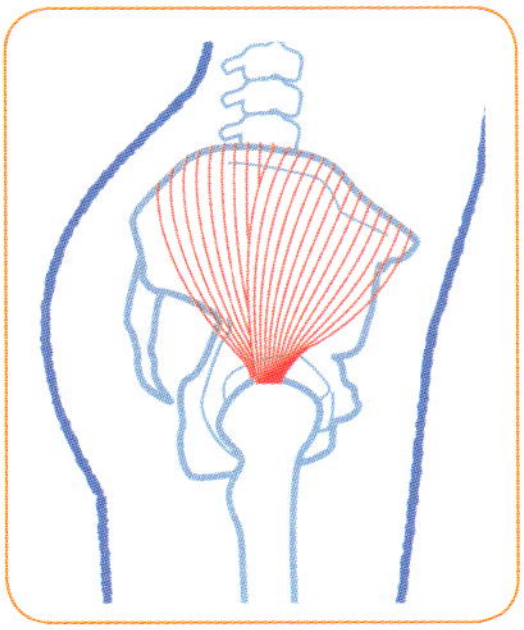

**中殿筋** ちょうどおしりの真横にある筋肉。
大殿筋（お尻のいちばん外側の大きな筋肉）の奥にある

## 1 中殿筋の位置に筋肉ほぐしグッズを当てる

中殿筋の位置にグッズを押し当て、
違和感や痛みがあるポイントを確認する

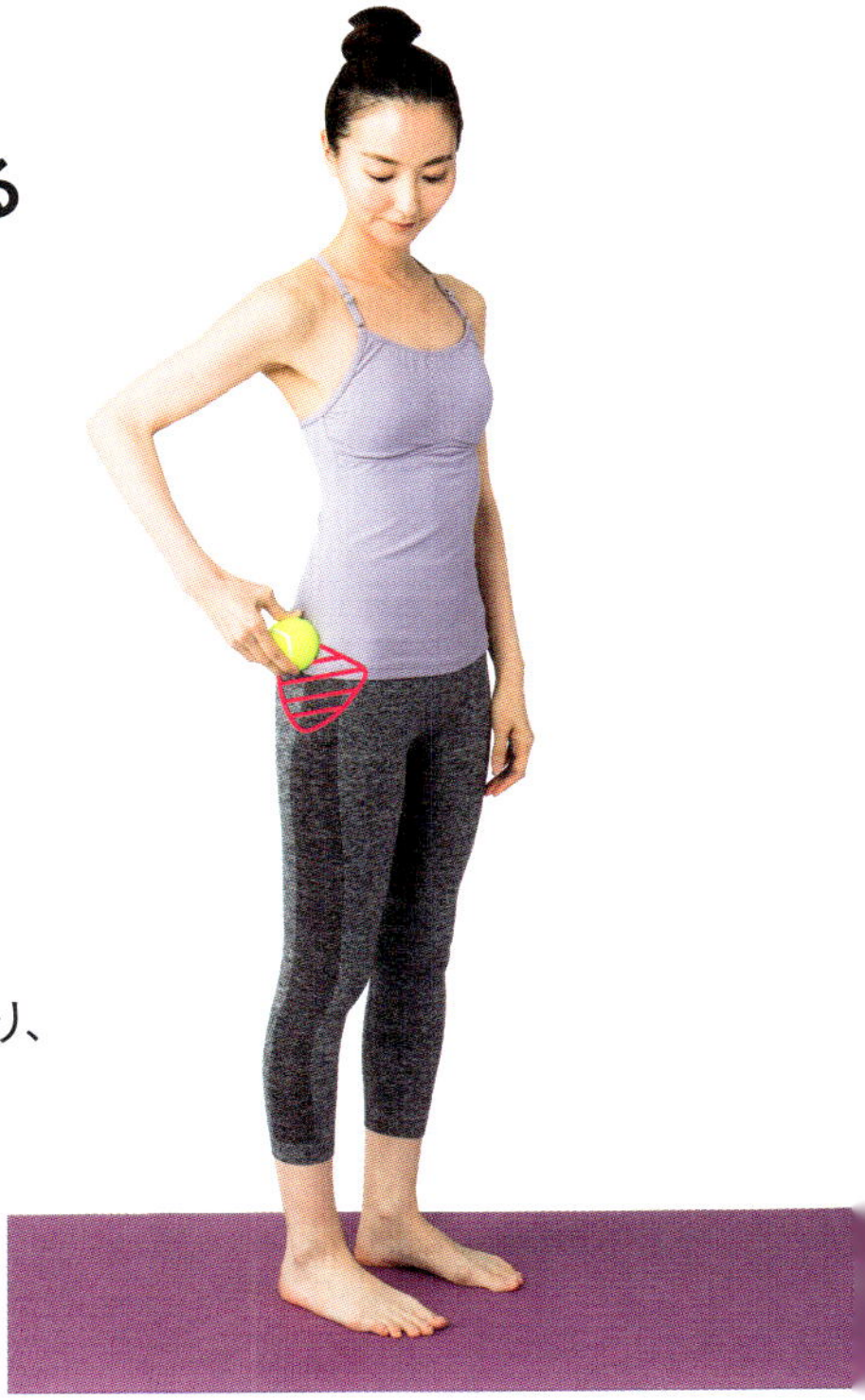

## 2 横向きに寝てグッズに体重をかける

グッズの上にのるように横向きに寝る。
1の位置がずれないようにして
できるだけ体重をかけ、１～２分キープ。
慣れてきたら体をゆっくり揺らして負荷を強めたり、
違和感や痛みがある側を集中的に行っても

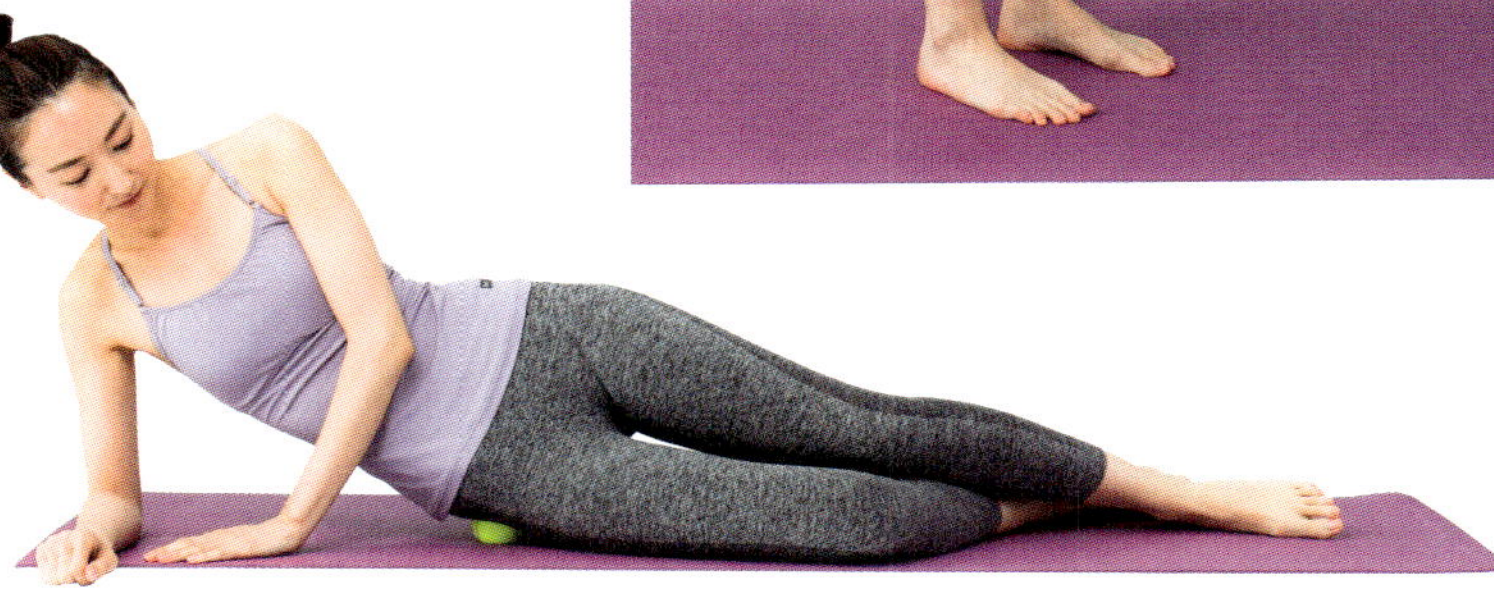

**左右 各 1~2分**

# 大腿筋膜張筋《だいたいきんまくちょうきん》をほぐす

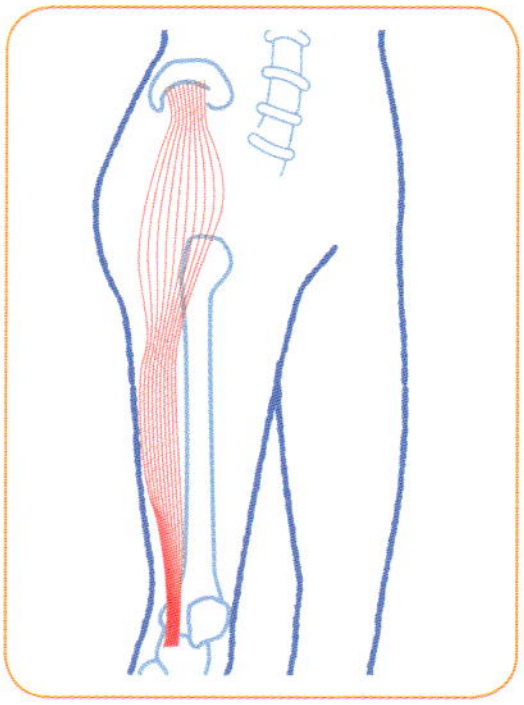

内股歩きや前かがみのクセのある人は、股関節を十分に
伸ばせていない分、この筋肉がかたくなりやすい

**大腿筋膜張筋**　中殿筋と大腿直筋の間にあり、股関節の外側からひざの外側にかけて伸びる筋肉

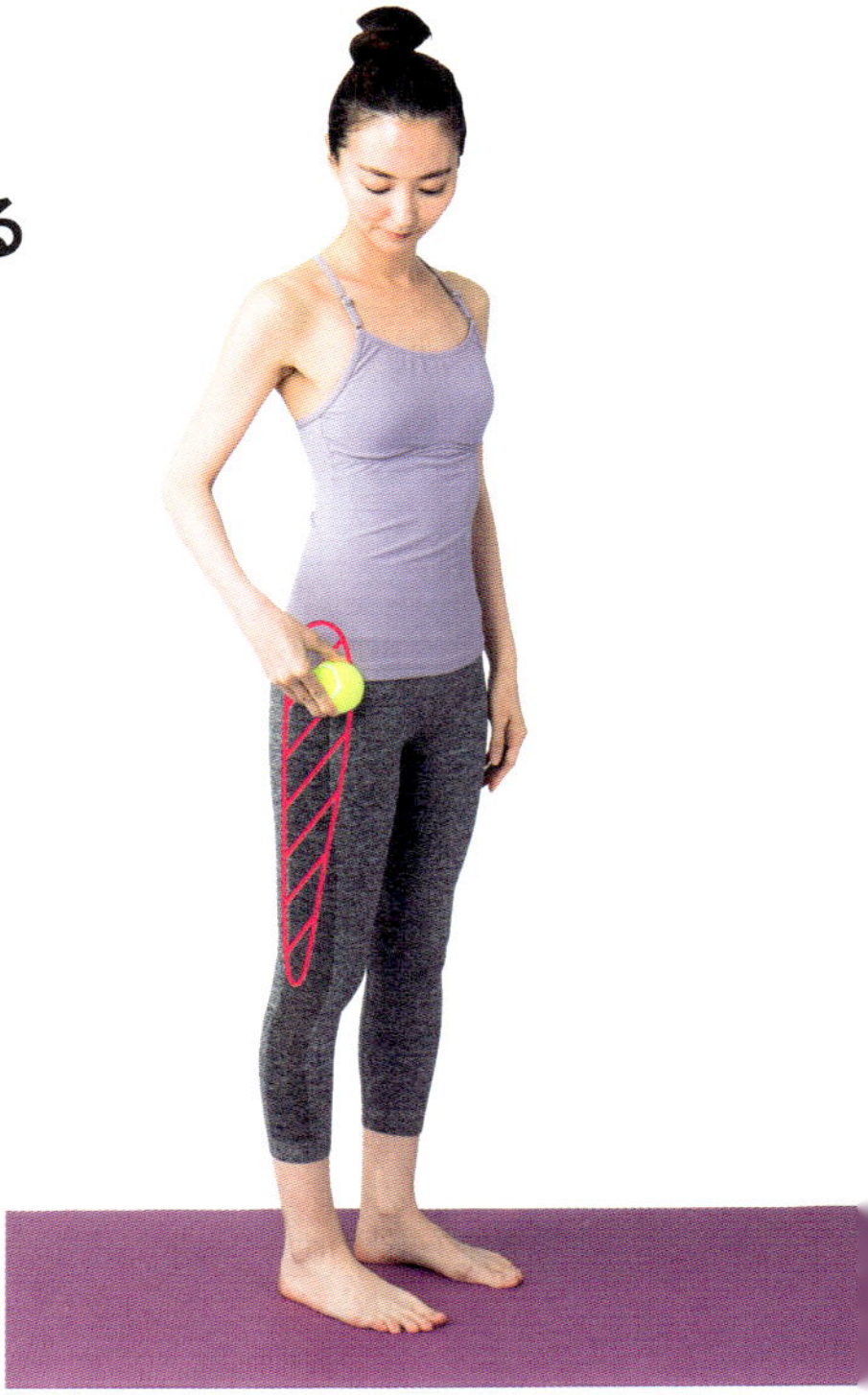

## 1 大腿筋膜張筋の位置に筋肉ほぐしグッズを当てる

大腿筋膜張筋の位置にグッズを押し当て、
違和感や痛みがあるポイントを確認する

## 2 横向きに寝てグッズに体重をかける

グッズの上にのるように横向きに寝る。
上側の脚や上半身を前方にひねり、
1の位置がずれないようにして
イタ気持ちいい程度の強さでいろいろな
角度でほぐす。体をゆっくり揺らして
負荷を強めたり、違和感がある側を
集中的に行っても

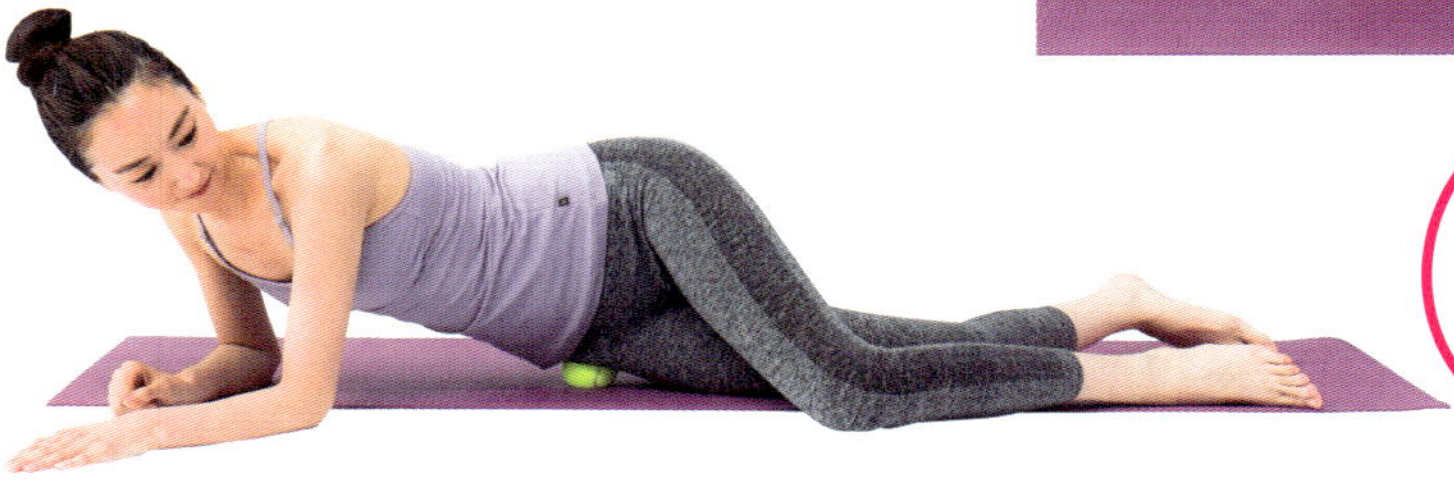

**左右 各 1~2分**

# 大腿直筋《だいたいちょっきん》をほぐす

正座をしないなどしゃがむ習慣がなくなると、
決まって大腿直筋がかたくなります

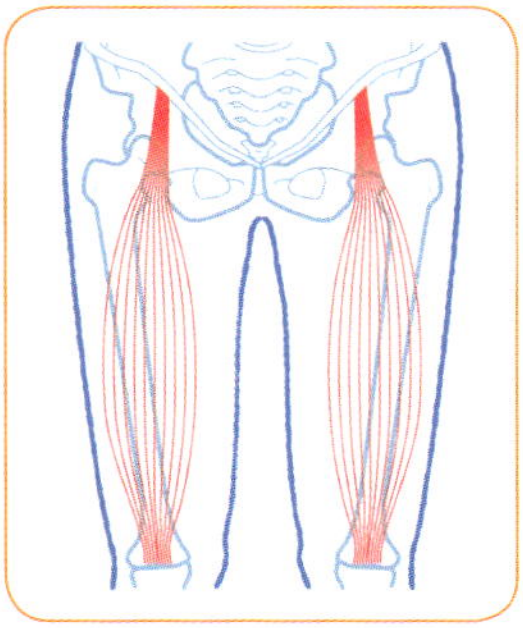

**大腿直筋** 左右の脚のつけ根からひざにかけての、前面中央に伸びている筋肉。全体をほぐすのが基本だが、股関節の真上にある大腿直筋の最上部は、特に念入りに

## 1 大腿直筋の位置に筋肉ほぐしグッズを当てる

大腿直筋の位置にグッズを押し当て、
違和感や痛みがあるポイントを確認する

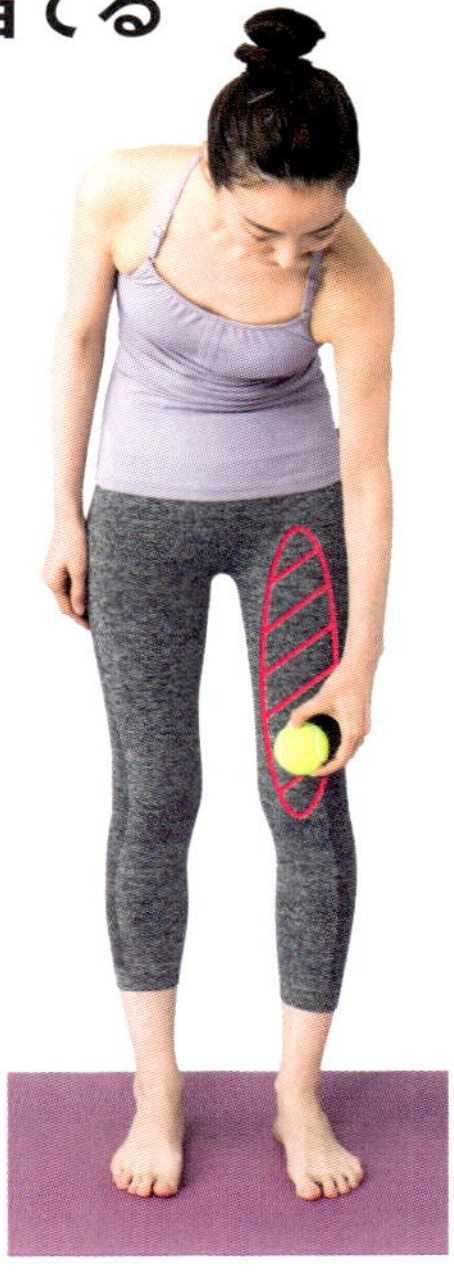

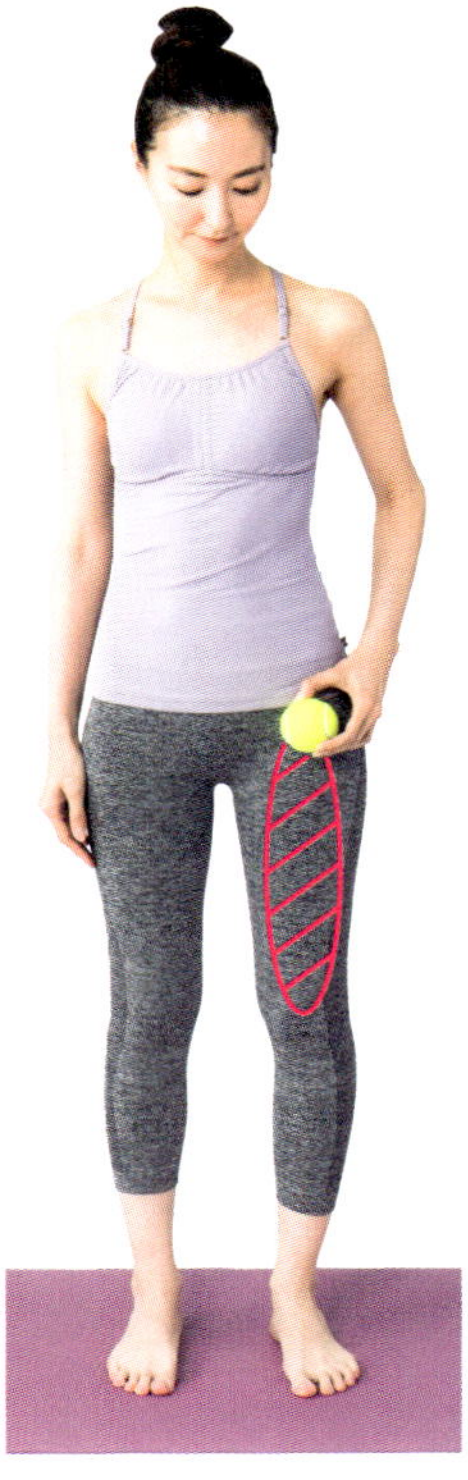

## 2 うつぶせに寝て グッズに体重をかけ、1～2分

グッズの上にのるようにうつぶせに寝る。
1の位置がずれないようにして
できるだけ体重をかけ、1～2分キープ。
股関節のつけ根は筋肉が幾重にも
入り組んでいるため多少強めに、
ひざ付近は骨が近いため
ソフトにほぐして

**左右 各 1~2分**

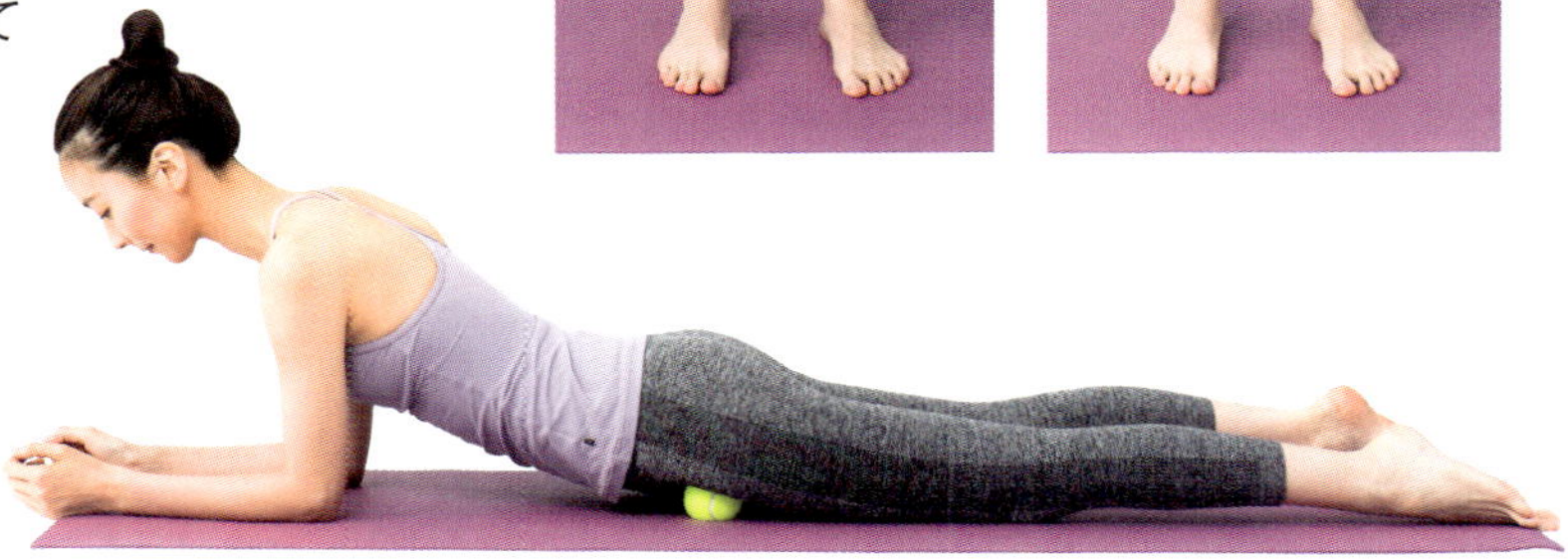

# 大殿筋《だいでんきん》をほぐす

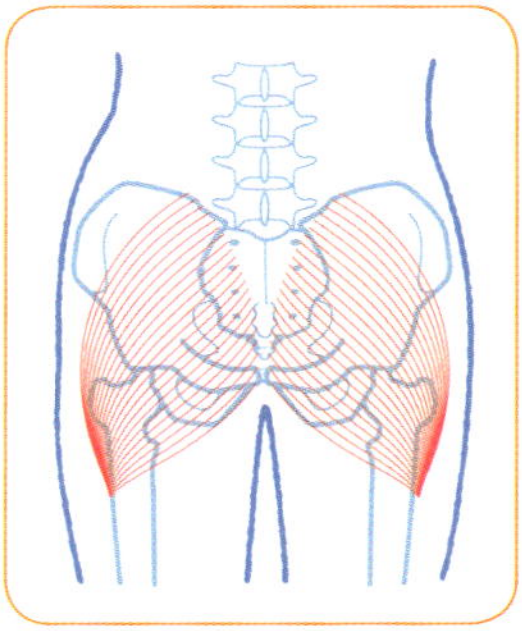

大殿筋のなかでも特にかたくなりやすいのが骨盤まわり。
骨のきわに沿ってしっかりほぐして

**大殿筋** おしりの表層にある、おしりを形成するもっとも大きな筋肉。体のなかの単体の筋肉としてもいちばん大きいのが大殿筋

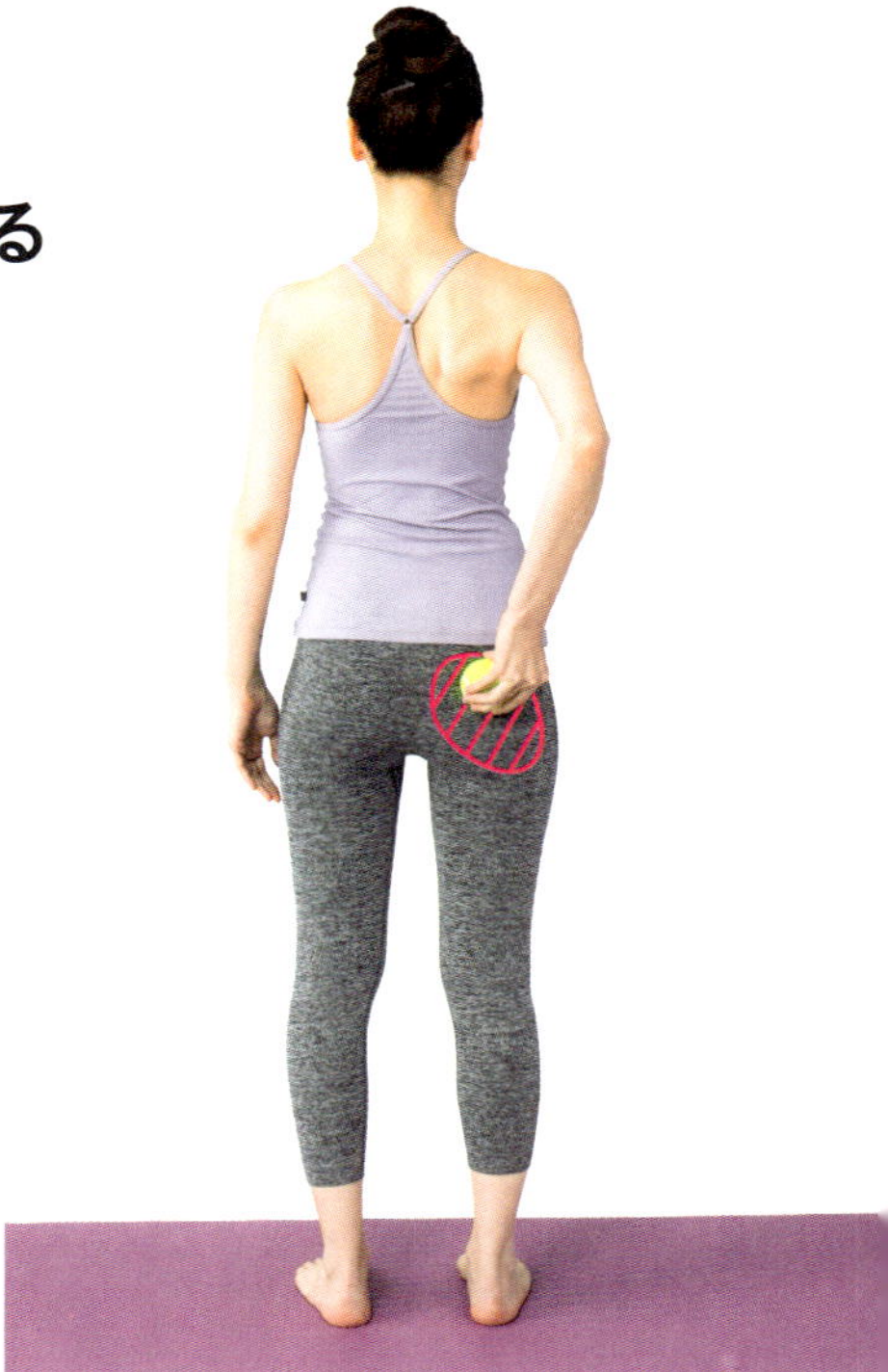

## 1 大殿筋の位置に筋肉ほぐしグッズを当てる

大殿筋の位置にグッズを押し当て、
違和感や痛みがあるポイントを確認する

## 2 仰向けに寝てグッズに体重をかけ、1～2分

グッズの上にのるように仰向けに寝る。
1の位置がずれないようにして、
できるだけ体重をかけ、1～2分キープ。
慣れてきたら骨から筋肉をはがすイメージで
体をゆっくり揺らして。
違和感や痛みがある側を集中的に行っても

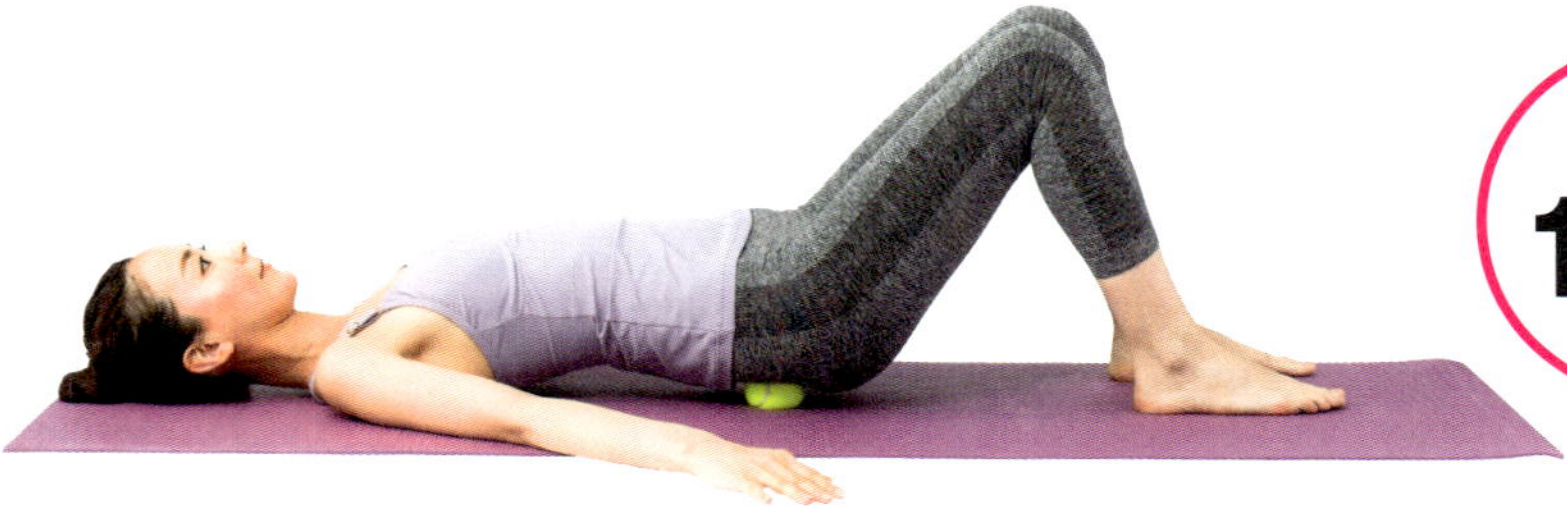

左右 各
1～2分

Chapter 3

＼股関節に優しい習慣を身につけて!／

# 日常生活のOK習慣とNG習慣

NG

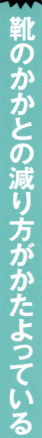

## 靴のかかとの減り方がかたよっている

# 内股やO脚で正しく歩けていない

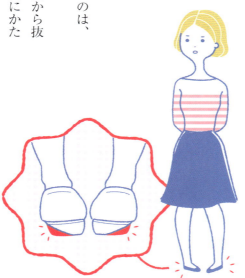

靴のかかとがかたよって減ったり、左右で減り方に差が出るのは、股関節がきちんと使えず、歩き方がくずれているサインです。

理想は、かかとからぐっと着地し、体重を移動しながら親指から抜ける歩き方。ところが、女性に多い内股やO脚だと重心が外側にかたより、かかとも外側ばかりが減ることになります。

歩き方の癖はなかなか自分自身では気がつけないもの。かかとの減り方がかたよっていたり、左右ですり減り具合に大きな差がある場合は、おしりの筋肉をつけ、歩き方を見直しましょう。

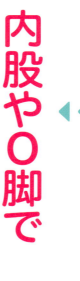

NG よくつまずく

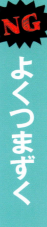

# 姿勢が悪い、つま先が上がっていない

つまずきやすかったり、転びやすい原因の多くは、つま先を上げてかかとからきちんと着地できていないため。股関節が弱って正しい姿勢を保てなくなると、前かがみになりがちです。すると、すり足やペタペタ歩きになってつま先が上がらず、ちょっとした段差でもつまずいてしまうのです。また、ハイヒールを常に履いていると、つま先を上げる筋力を衰えさせてしまうので要注意です。

歩くときは、下を見ずに50m先に目線を向けるのが、良い姿勢を維持するコツです。次のページのフラミンゴ歩きを実践しましょう。

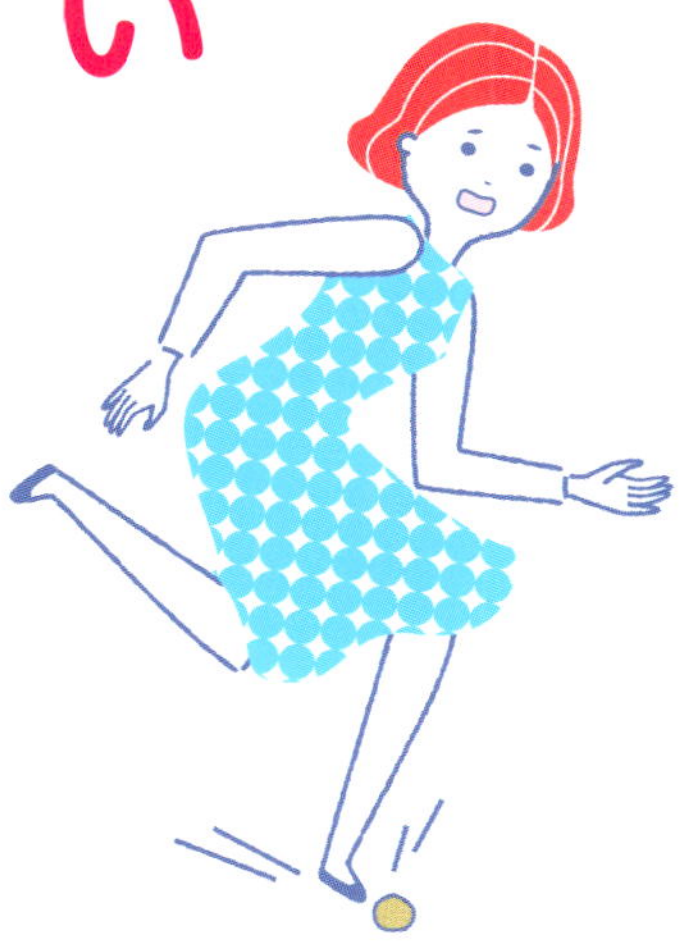

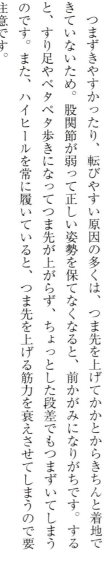

こうすればOK!

普段の歩行も意識を変えるだけで
効果的な筋トレに早変わり!

# フラミンゴ歩き

歩く動きは「片脚立ち」の連続です。現代人は筋力低下や靴の影響から正しい片脚立ちができなくなっています。よくつまずく人は自分の歩き方を見直し、かかとからの着地とフラミンゴのような片脚立ちを意識して。スタイルアップにも貢献します!

## 1

## かかとから前に踏み出す

脚を前に出したらひざを伸ばし、
かかとからしっかり着地する。
背筋はすっと伸ばし、
視線は前方に

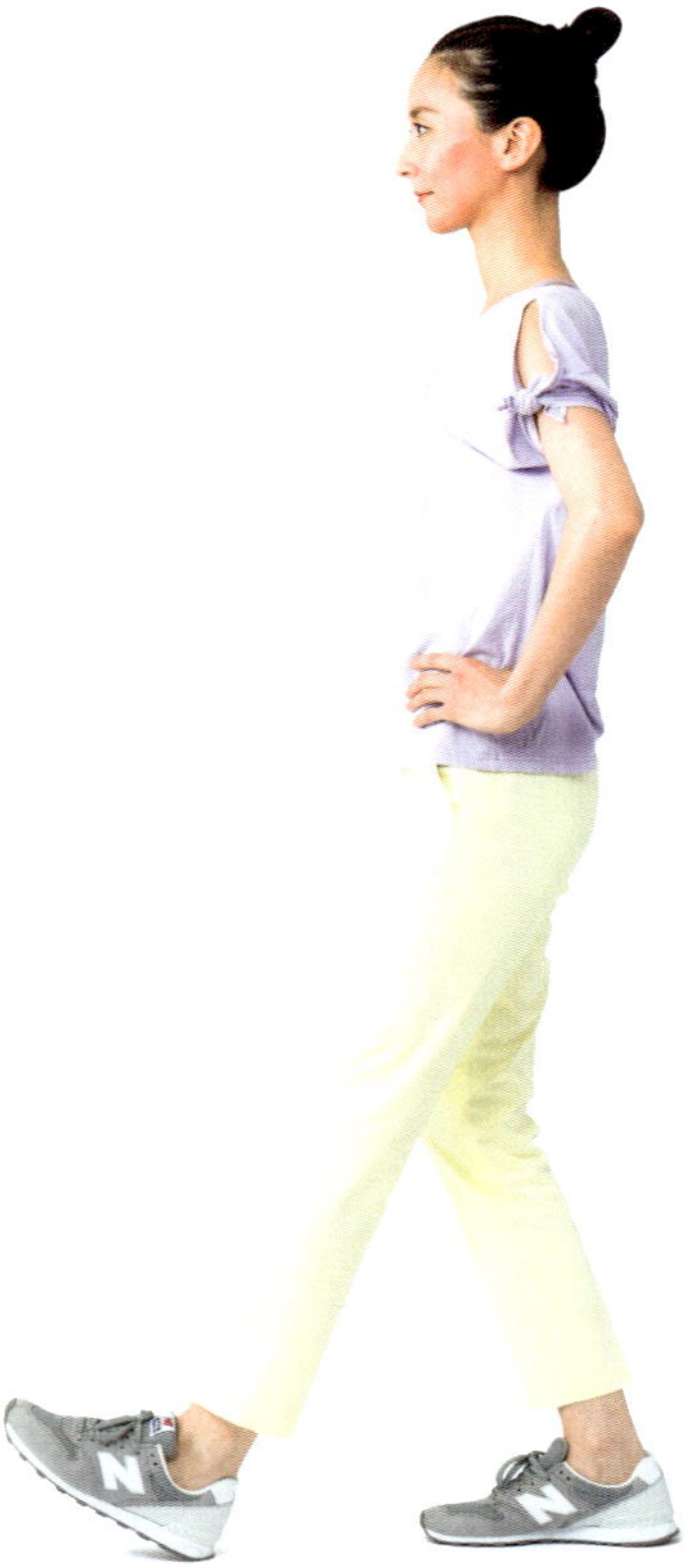

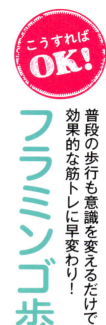

## 2

### かかとがついたら 即、片脚立ちに

踏み出した脚のかかとが
ついた瞬間に、体重を移動させ、
足裏全体に体重をのせる。
後ろ脚は力を抜いて引き寄せ、
フラミンゴのような
姿勢を意識して

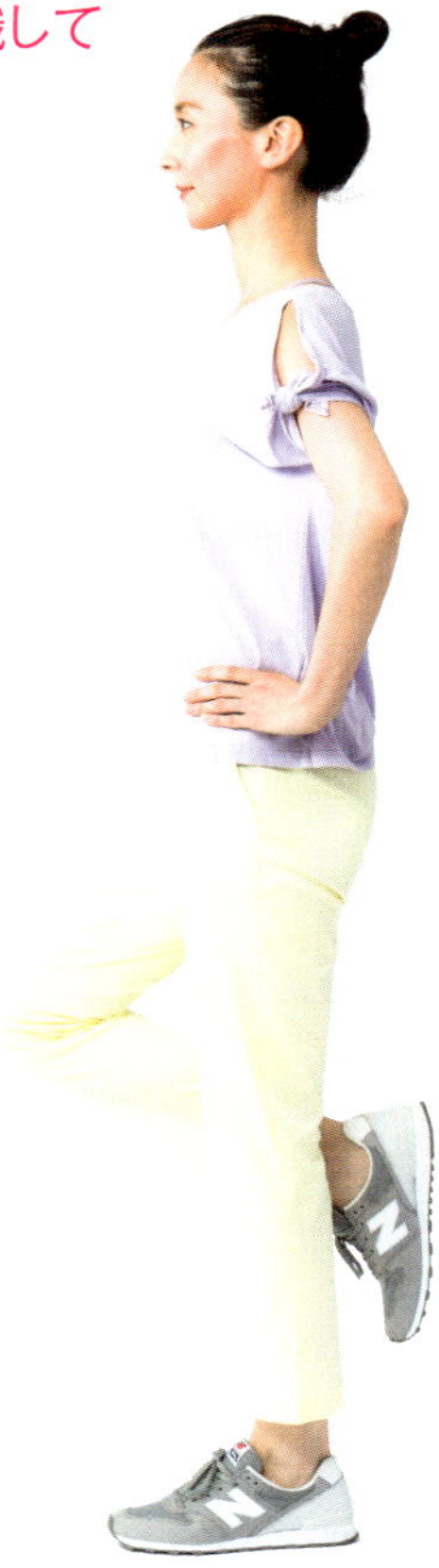

## 3

### 再び かかとからつく

引き寄せた後ろ脚を
前に出し、
再びかかとから着地して
前に進む

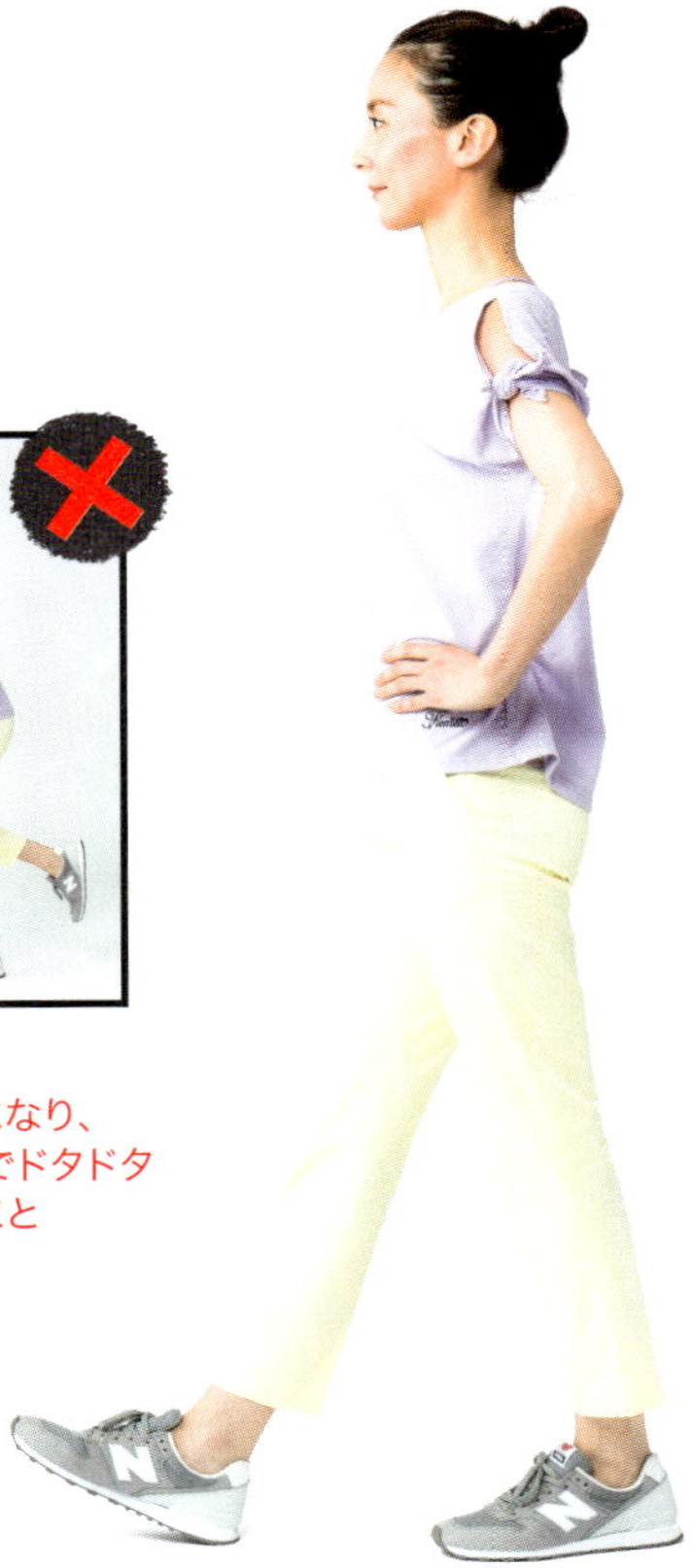

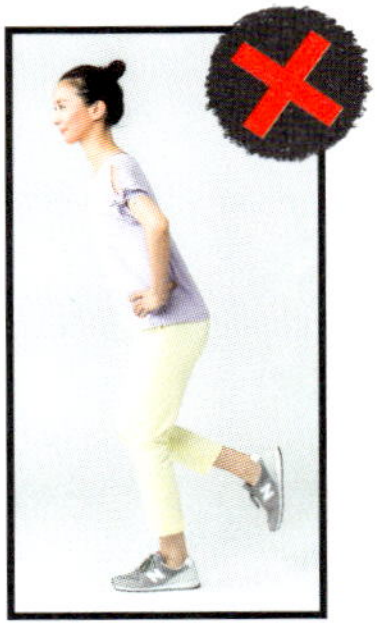

上半身が
前のめりになり、
足裏全体でドタドタ
歩かないこと

こうすれば
OK!

# タカラジェンヌ降り

## 階段を降りるときは大階段のタカラジェンヌをイメージして

階段は、昇るときよりも降りるときのほうがはるかに大きな負担がかかります。その負担を最小限にとどめ、筋トレに変えたのがタカラジェンヌ降り。筋肉にしっかり刺激を与え、余計な負担をかけません。見た目の美しさも◎！

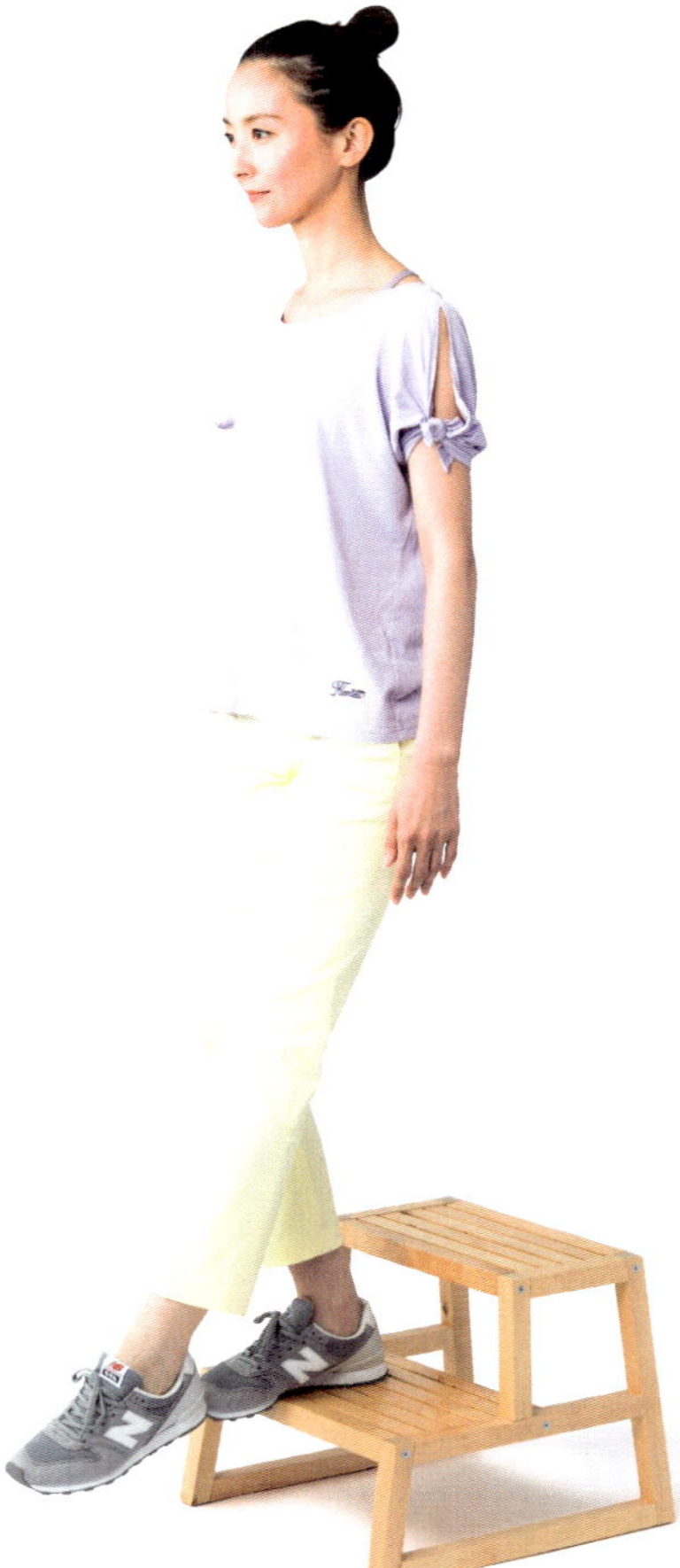

## 1 上の段の脚で踏ん張りながら、もう片方の脚を踏み出す

上の段の足裏全体で体重を支えながら
もう片方の脚を降ろしていく。
体は真っすぐに。
前傾姿勢にならないように注意

### 昇るときはフラミンゴ歩きのアレンジで

足裏が１つ上の段についたのと同時に
目いっぱいひざを伸ばし、体重を持ち上げる。
前のめりや、ひざを曲げたままの姿勢に
ならないよう注意

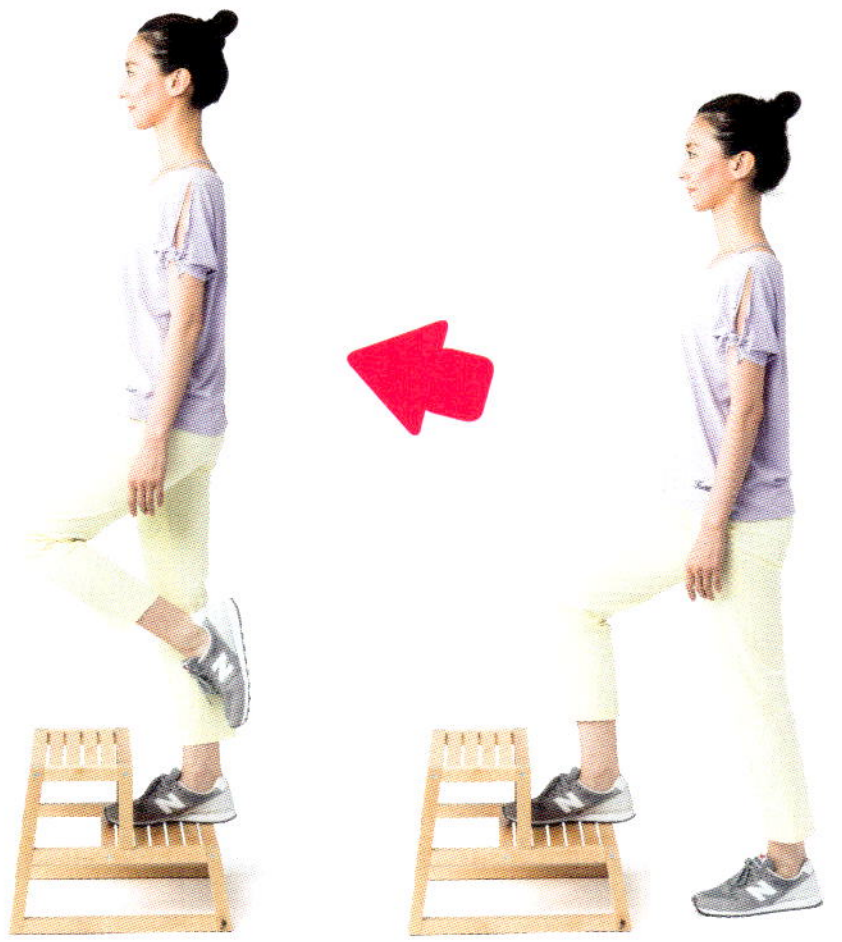

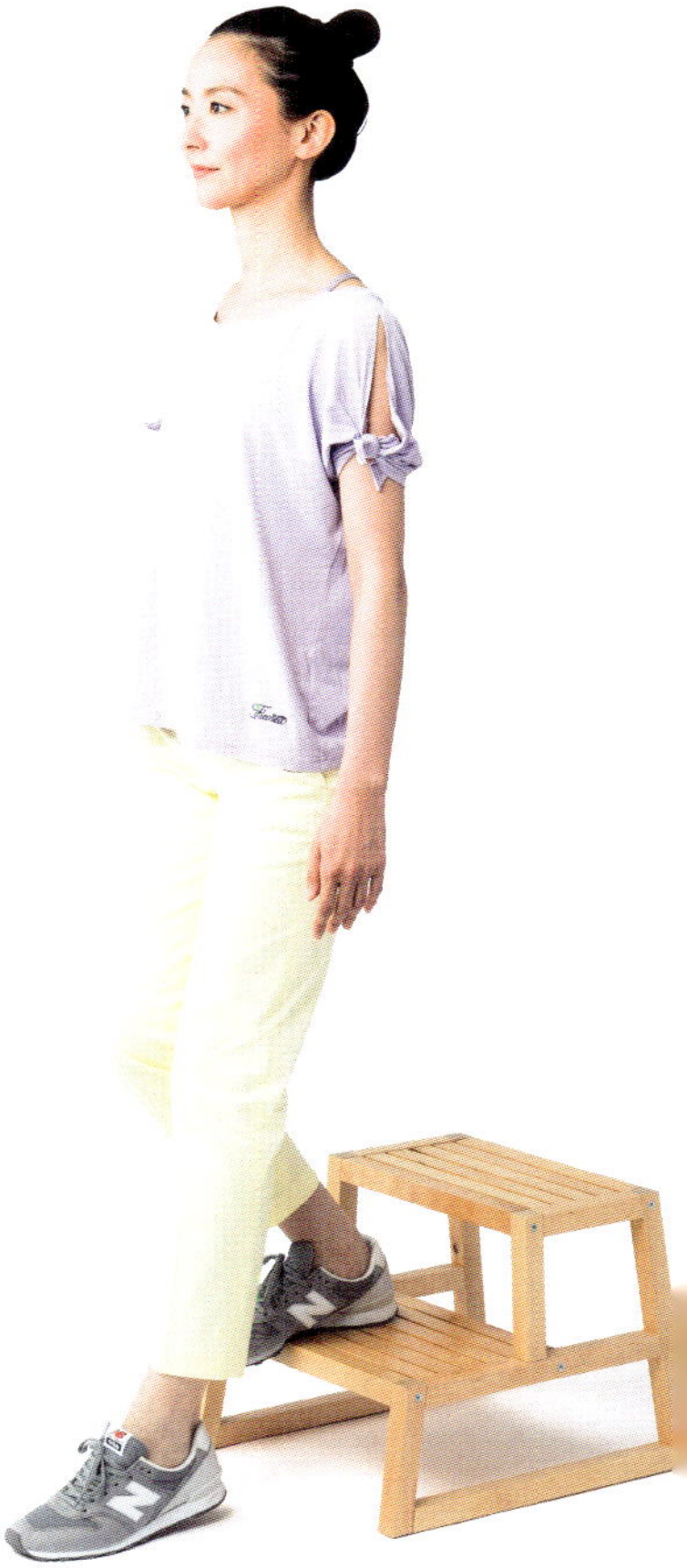

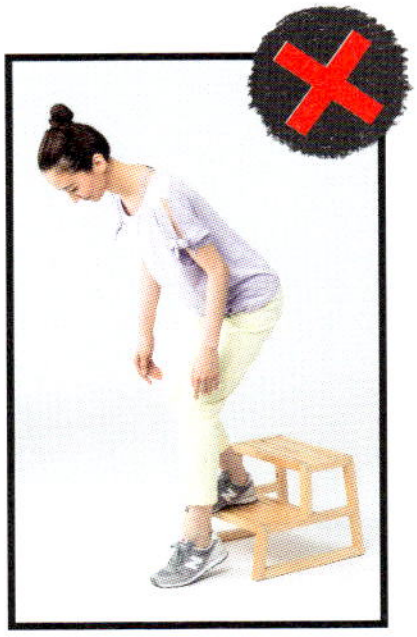

前かがみになると
大きな衝撃がひざ、
股関節にかかるので
NG

## 2 片脚で スクワットするように降りる

上に残った脚で体重を支えながら
スクワットをするようなイメージで
前の脚を下の段に降ろす。
降りきったら体重を移動させ、次の段へ

NG ハイヒールやウォーキングシューズを履くことが多い

# 姿勢がくずれたり、おしりの筋肉を甘やかす原因に

ハイヒールを上手に履きこなすには、ある程度の筋力が必要。筋力がないと、ひざが曲がり、でっちり姿勢になってしまいます。結果、おしりの筋肉が衰え、変なところに肉がつくことに。

また、ソールの高さがあるウォーキングシューズなど最近の婦人靴も、重心移動がスムーズになるよう設計されているので、同様のリスクを抱えています。歩き方の基本でもある、かかとからの着地ができず、おしりの筋肉をますます衰えさせてしまうのです。

ふくらはぎが太くなる、太ももの外側が張る、ひざ下がたわむなど、バランスが悪い脚になるのを避けるためにも、ヒールの高い靴や最近の婦人靴の特徴やリスクを考慮して。

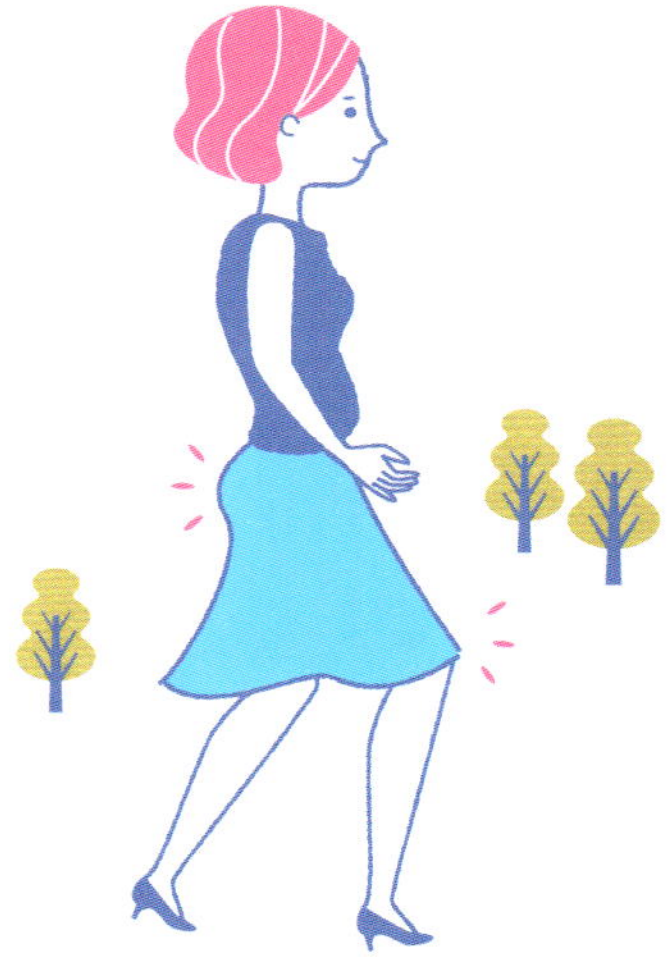

NG

## 気づいたらスカートが回っている

# 骨盤がゆがみ、左右のバランスがくずれている証拠

いつの間にかスカートが回り、ファスナーやポケットの位置がずれていることが。これは、股関節がきちんと動かずに骨盤がゆがんでいるため。左右のバランスがくずれ、歩くときに右脚と左脚の出し方や歩幅が違っているせいで、スカートが回ってしまうのです。

おしりの筋肉が衰えると体全体にゆがみを生じさせ、体の使い方にも左右差が出ます。スカートに症状が表れたら体のゆがみがかなり悪化している証拠。おしりエクボ体操（P.30～35）で体のバランスを左右対称に整えましょう。

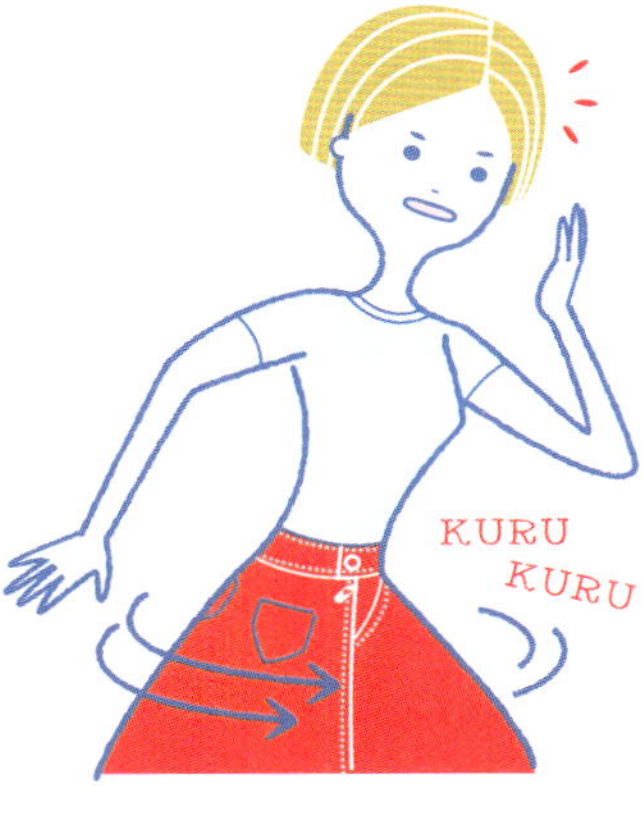

NG

一日じゅう座りっぱなし

# おしりの筋肉が衰え、腰と背中に大きな負担が。むくみの原因にも

座っていると楽だと思いますよね。ところが、実際は逆。体に大きな負担をかけているのです。座った姿勢では、体を支える役割がおしりから背中や腰に移ります。結果、おしりの筋肉が衰えるだけでなく、背中と腰に大きな負担をかけることに。また、股関節は常に曲がったままなので、太ももの前面を通るリンパや血管が圧迫され続け、血行不良やむくみを引き起こします。

デスクワークなど座りっぱなしが多い方は、意識して頻繁に立ち上がる機会を増やしたり、おしりエクボ体操（P.30～35）や股関節ストレッチ（P.36～41）を積極的に取り入れましょう。

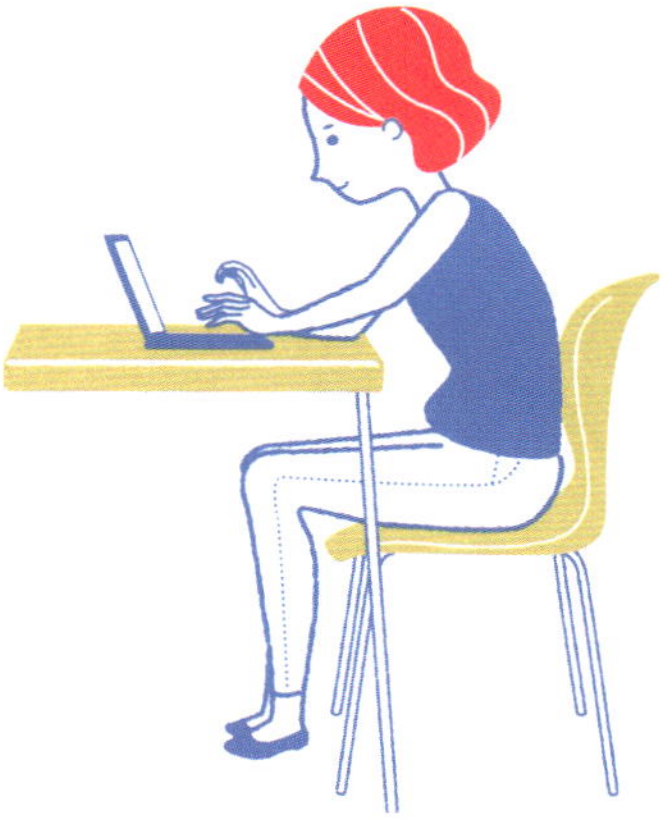

NG

## 足の爪が変形している、またはタコ、外反母趾がある

# 体の中心である股関節が正しく機能していない証拠

足の爪の変形やタコ、外反母趾は、股関節のゆがみなど、体のバランスがくずれているサインです。

人間が歩くには、体の中心でもある股関節を使い、体重を前に移動します。ところが、股関節が十分に機能していないと、その負担は徐々に末端の関節へ。必要以上に足指を酷使するようになるため、足指は常に曲がった状態となり、足底で余計な箇所にストレスが生じます。そのため、足指まわりの変形が起こったり、皮膚が厚くなったり、痛みが出るのです。

まずは、足指が自由に動ける靴を履き、股関節を動かすおしりの筋肉を鍛えましょう。

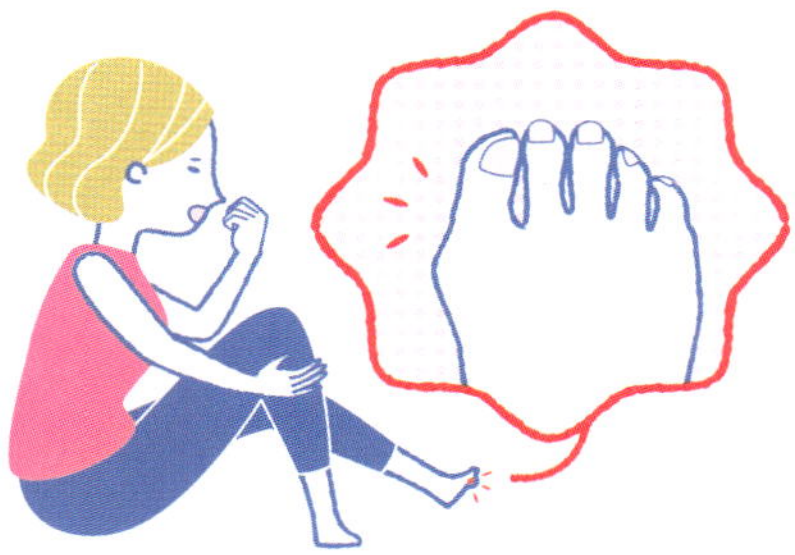

こうすればOK!

立っているだけで体が整う

# 正しい立ち方を意識する

姿勢の悪さは股関節に負担をかけるだけでなく、全身に悪影響を及ぼします。正しい姿勢で立つことは全身の筋肉をバランスよく使うので、股関節まわりの筋肉も整い、おしりエクボをつくる助けにも

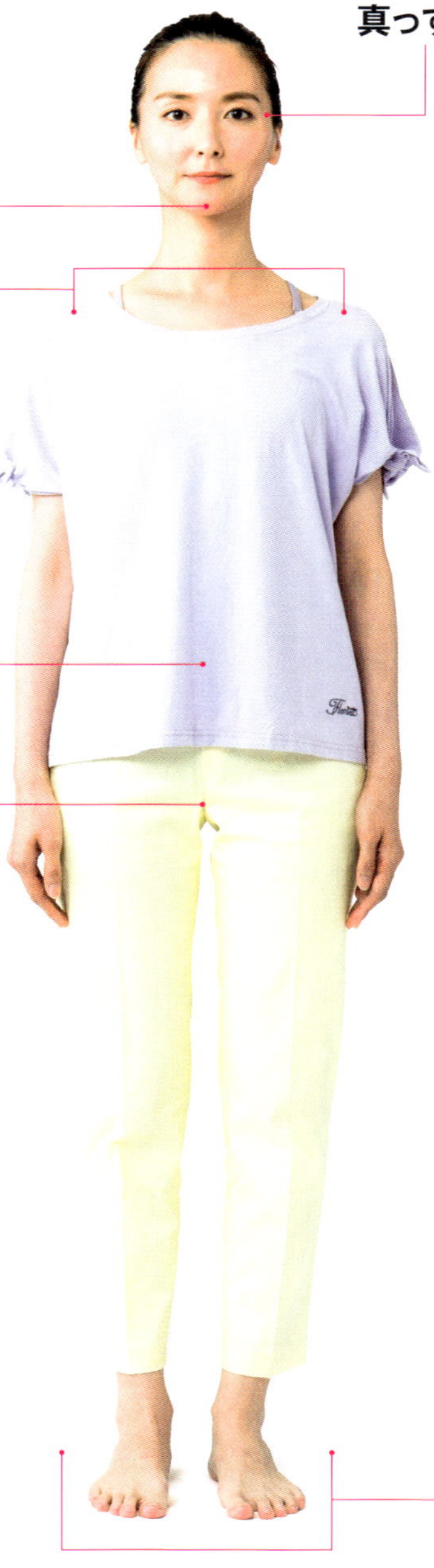

目線は
真っすぐ前に
あごは
軽くひく
肩は左右の
高さを同じに
おなかは
引っ込め、
おしりの穴を
締める
両方の
足裏全体に
均等に
体重をかける

こうすれば OK!

# イスから立ち上がるときは…

重いおしりをいかに負担なく持ち上げることができるかが、立ち上がり方の最大のポイント。スキージャンプをイメージして正しい重心移動をマスターしましょう

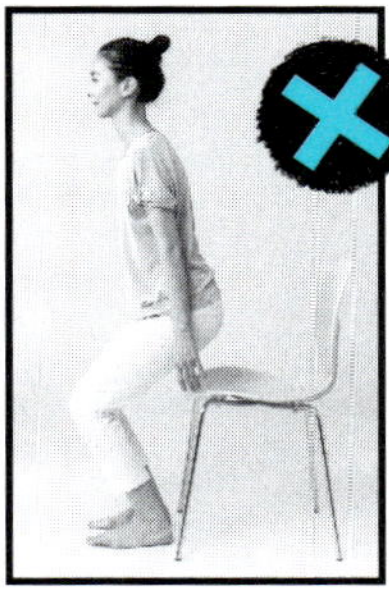

勢いだけで立ち上がると、腰や背中に負担がかかり、腰痛の原因にも

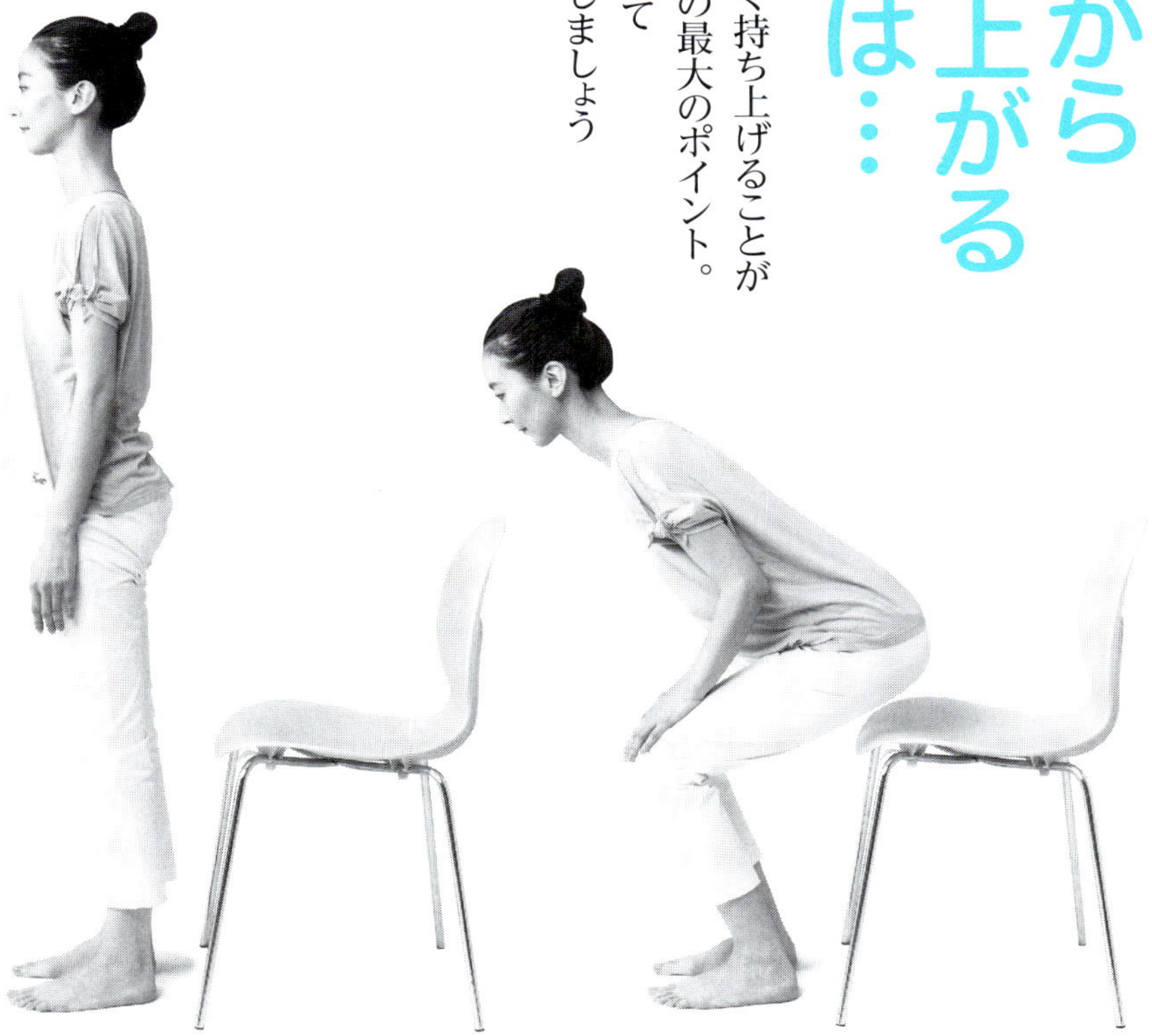

## 1 お辞儀をしながら足裏に体重を移動

お辞儀をしながら体重を足裏に移動。おしりを持ち上げ、ジャンプの姿勢に

## 2 ひざと股関節を同時に伸ばしながら立つ

足裏に全体重がのったのを確認しながらひざと股関節を同時に伸ばしてゆっくりと体を起こす

NG

## 割り座や横座りのクセがある

# 股関節が内側にねじれ、全身のゆがみや不調を招く元凶に

ぺちゃんこ座りとも言われる割り座や横座りは、日本人女性に多い悪習慣。股関節を内側にねじれさせてしまう元凶です。

この状態を繰り返すと、股関節が正しい位置や動きで体を支えることができなくなり、本来使うべきおしりの筋肉は働かなくなります。これこそが、内股歩きの要因。股関節を伸ばさない歩き方なので、おしりの筋肉はどんどん衰え、姿勢はくずれ、さまざまな体の不調を呼び起こすことになるのです。

割り座や横座りの習慣は一刻も早くやめましょう。

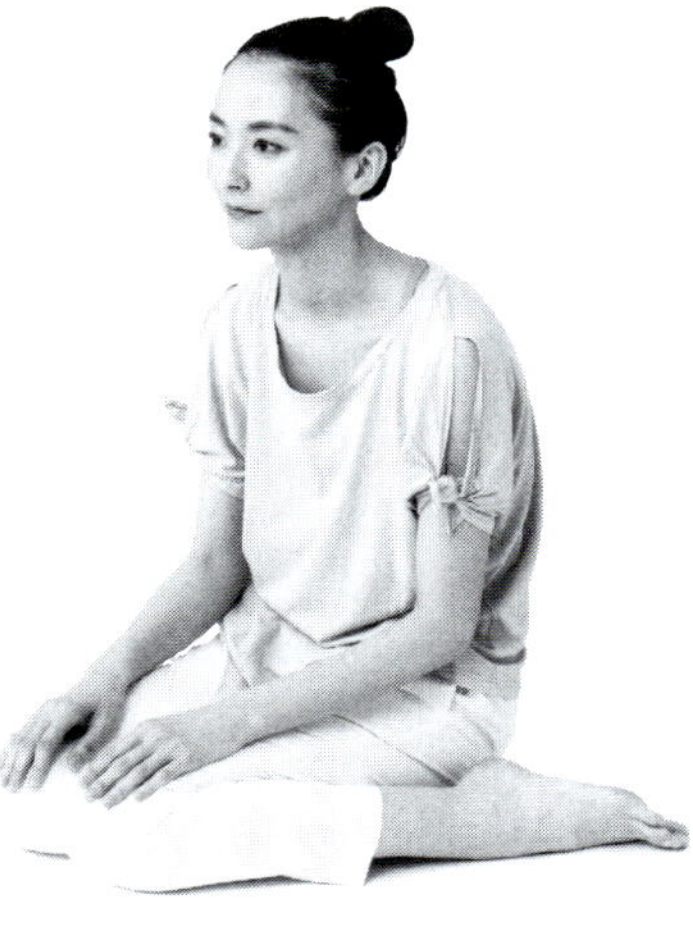

NG

## 脚を組まないと座っていられない

# 股関節が内側にねじれている証拠。おなかポッコリの原因にも

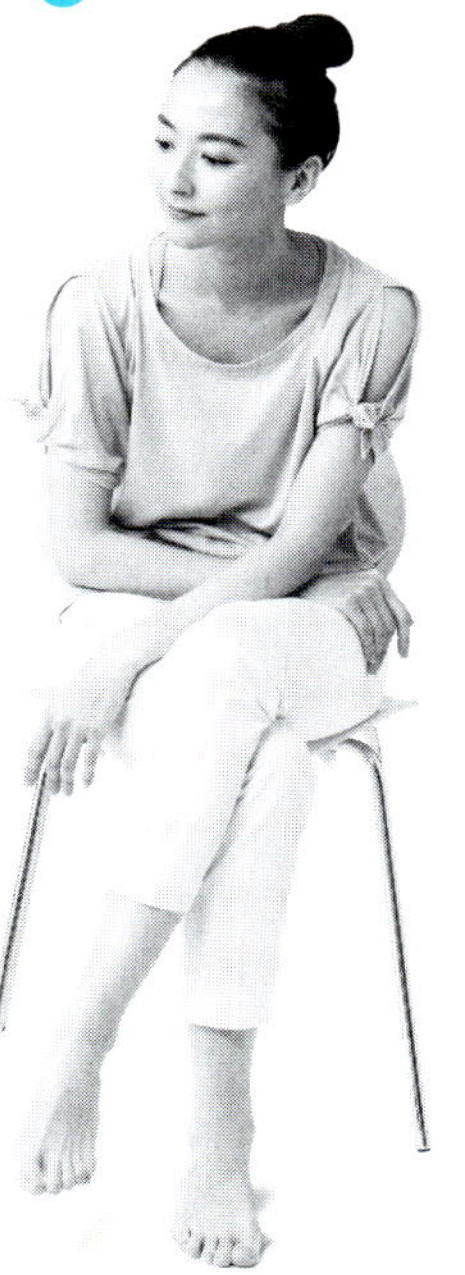

脚を組む姿勢は、両方の股関節を内側にねじってしまう非常に悪い動作です。股関節の正常な働きが弱まるうえに、おしり、股関節まわり、おなかの筋肉まで、だらりとゆるめてしまいます。脚を閉じて座っていられないのは、内股の筋肉の衰え、背筋を伸ばして座っていられないのは、腹筋や背筋の弱さの表れ。そして、脚を組まずにいられない、脚を組むのが楽なのは、股関節が内側にねじれている証拠です。重要な筋肉がなまっているので、おなかポッコリも必至。おしりエクボ体操（P.30〜35）で、脚を組まずにすむ体をゲットして。

こうすればOK!

座り方次第で、腰痛や肩こり、おなかポッコリの解消にも

# 骨盤を立てて座る

背もたれにどんと寄りかかったり、脚を組んだり……。股関節のねじれや全身のゆがみの原因になる悪習慣は、一刻も早く修正を。姿勢よく座ったらくつろげないのでは、という心配は無用。正しく座ると不調の改善に貢献し、体が楽に

## イスに深く座る場合

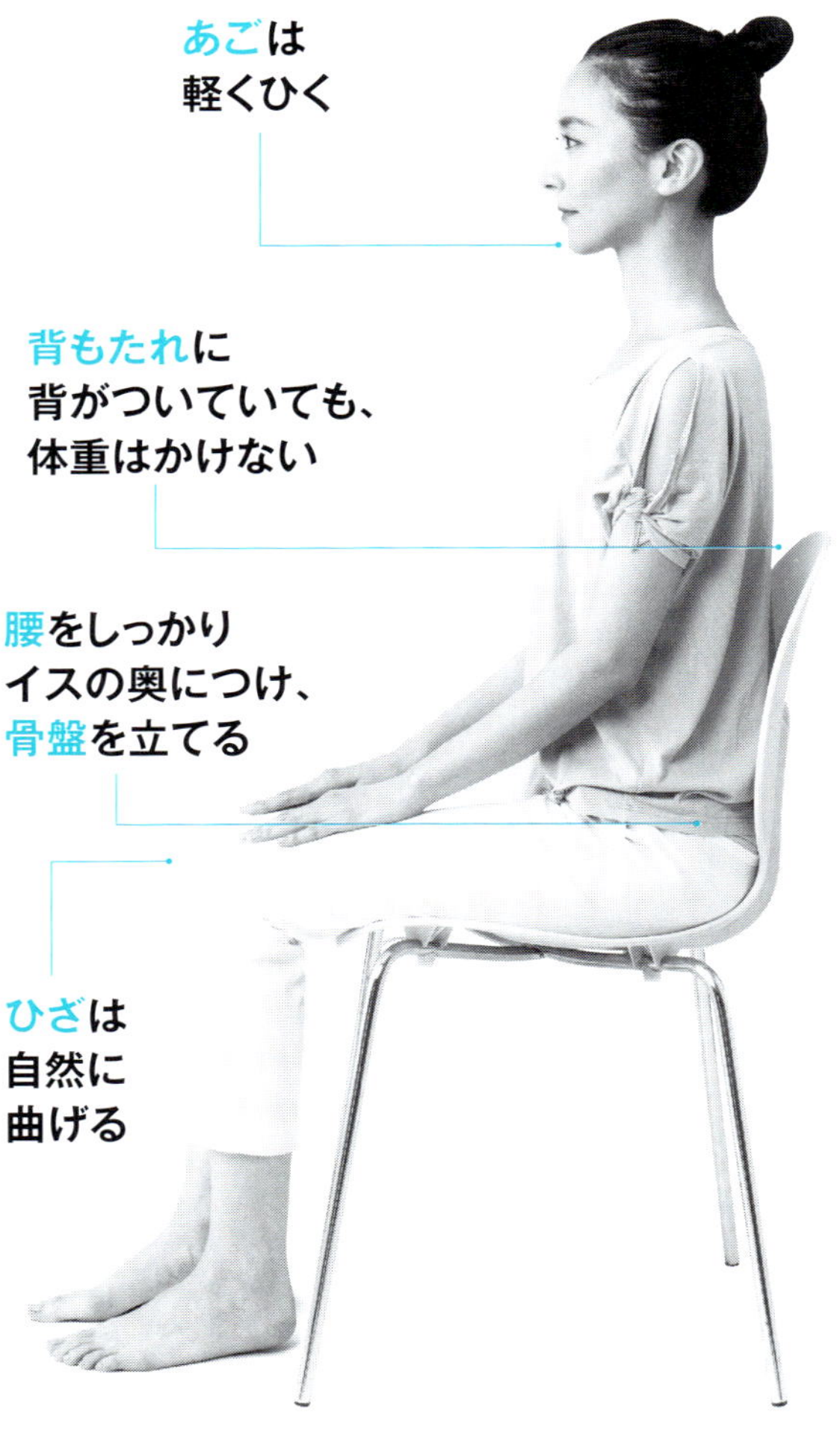

あごは軽くひく
背もたれに背がついていても、体重はかけない
腰をしっかりイスの奥につけ、骨盤を立てる
ひざは自然に曲げる

# イスに浅く座る場合

深く座るとつい、背もたれに寄りかかってしまう人は、
浅く座って骨盤のポジションを体感するのも手

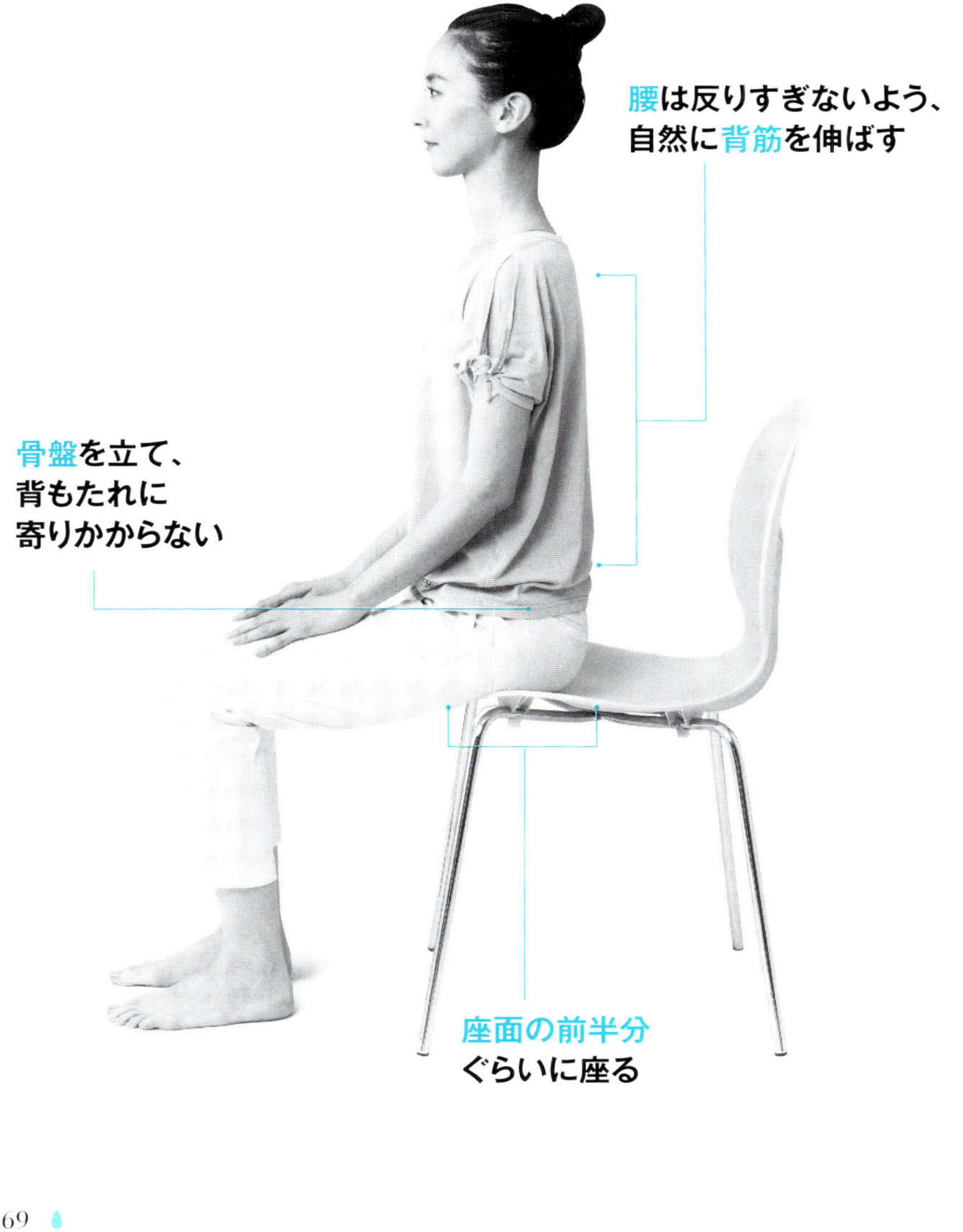
腰は反りすぎないよう、
自然に背筋を伸ばす
骨盤を立て、
背もたれに
寄りかからない
座面の前半分
ぐらいに座る

NG

## しゃがむのが苦手

# 股関節が老化し、おしりの筋肉が極度に衰えているサイン

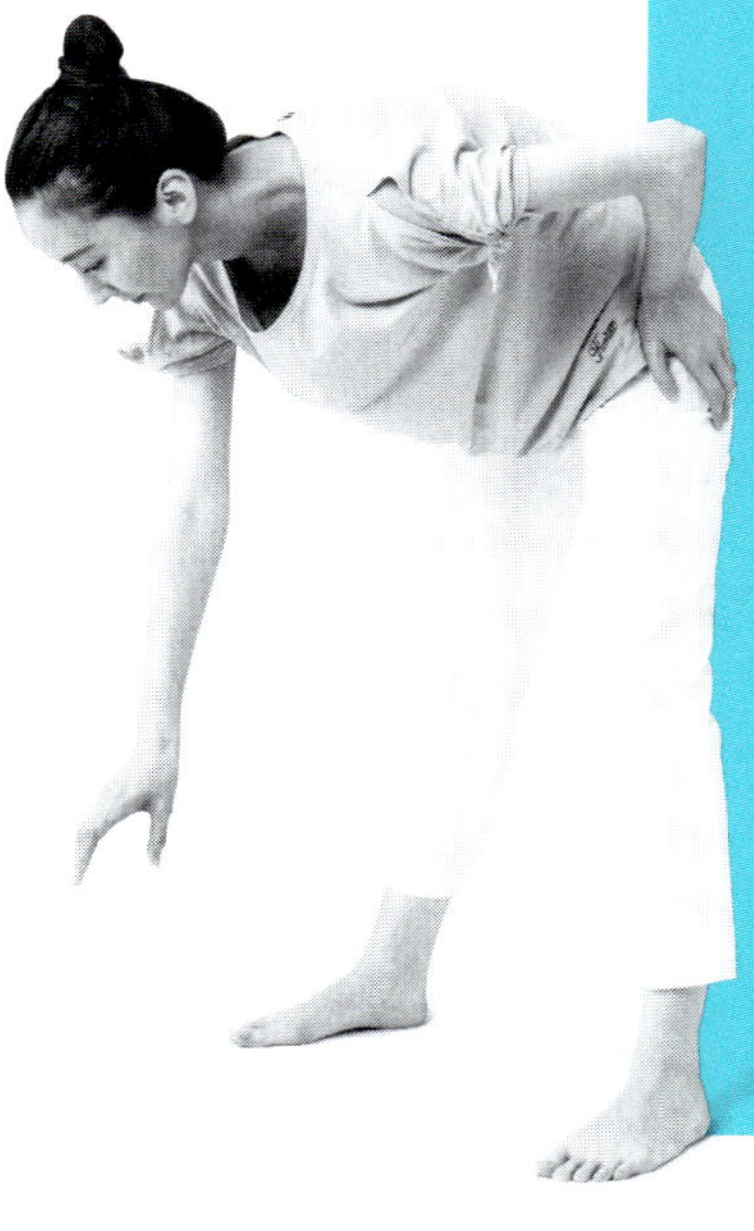

和式トイレが苦手だったり、しゃがむ姿勢ができないという人が増えています。これは、日本人の生活にしゃがむ動作が激減して、おしりの筋肉が衰えているせい。

「脚が棒になる」というように、疲れを感じたり、筋力が衰えると、無意識にひざを曲げる動きを避けたくなります。ひざが上がらないとすり足やペタペタ歩きになり、おしりの筋肉がさらに衰えるという悪循環に。

しゃがむ動作は、おしりの筋肉を鍛え、股関節を若返らせるのに欠かせない動きです。しゃがみ立ち（P.34〜35）は腹筋も同時に鍛えられるので、ぜひ積極的に行ってください。

NG

## 立ったままズボンや靴下がはけない

# 筋力の衰えが原因。放置すると、股関節の老化に拍車が

立ってズボンや靴下をはく動作は、しゃがむ動作よりもワンランク上の動きです。しゃがむ動作が両脚でスクワットをするのに対し、こちらは片脚でのスクワットに相当し、バランスも要求される高度な動きです。つまり、立ったままズボンや靴下がはけないのは、筋力が確実に衰えている証拠。

加齢とともに、日々の何気ない動作が少しずつできなくなっていきますが、これを放置するとさらに老化が進み、股関節ばかりか全身の動作に支障が出ることに。おしりの筋肉を鍛え、股関節の老化を食い止めましょう。

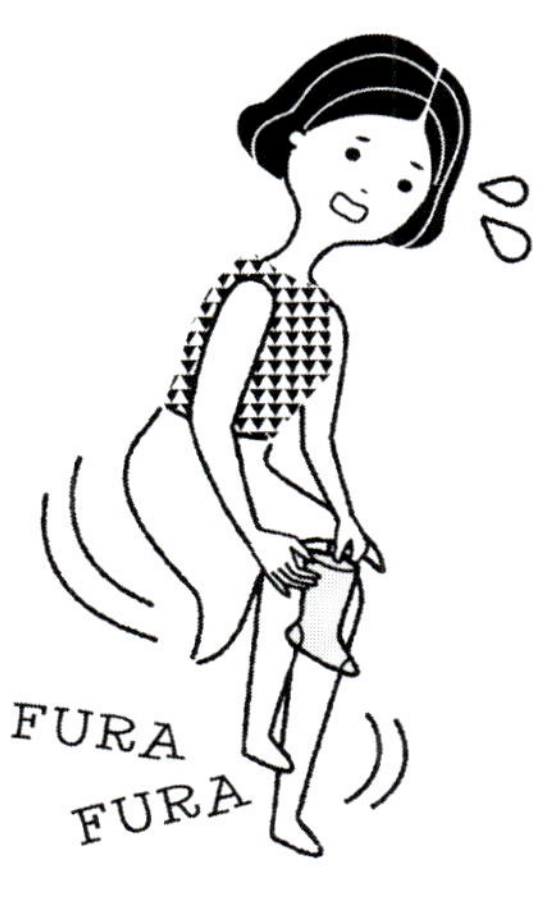

NG 室内では常にスリッパを履いている

# 股関節に悪い歩き方のクセがついてしまう

スリッパを履いて歩くと、かかとからの着地ができず、脱げないようにすり足になりがち。無意識のうちにひざを曲げ、でっちりな歩き方になります。

室内でそうした悪い歩き方が習慣になると、外出時にも同じような歩き方になってしまいます。スリッパはやめ、室内でもかかと着地ができるルームシューズやソックスを活用して、おしりの筋肉で股関節を支えるように意識しましょう。

外履きの靴では、かかとをホールドするストラップがついていないサンダルも同様。かかとからの着地が難しいので、歩き方や姿勢がくずれます。ストラップつきのものを着用して。

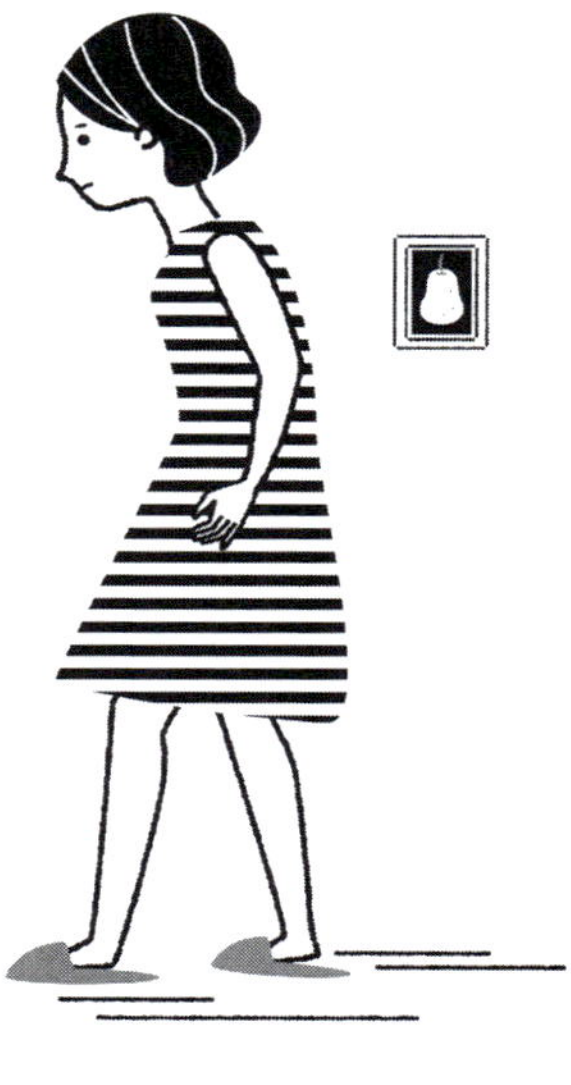

NG

## 立ったとき、ひざ同士がくっつかない

# おしりの筋力を使っていないため、脚が変形している

真っすぐ立ったときにひざ同士がつかないのは一大事！　おしりの筋力が低下して重力に逆らえず、脚がたわんで変形しているのです。

老人になると、脚を広げてひざを曲げ、重心を低く落とした姿勢でバランスをとるようになります。おしりの筋肉が衰えると股関節が伸びなくなり、ひざも曲がり、やがては変形してしまう老化現象ですが、昨今では、おしりの筋力低下によって、若い人にも同じ状態が多く見受けられるようになっています。真っすぐ立って、ひざ同士がつくかどうか確認して。

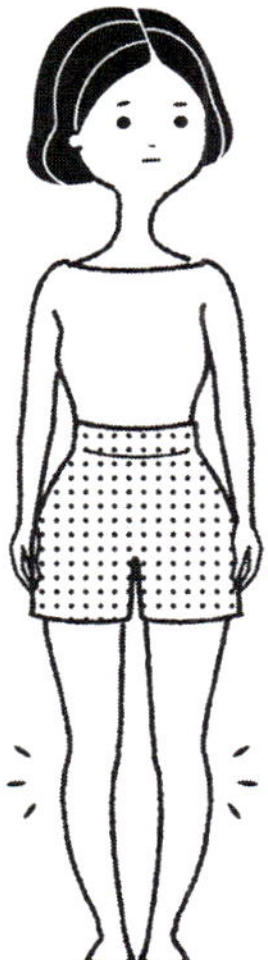

NG

## キッチンでカウンターに寄りかかって作業している

# 股関節で体を支えることができず、補助が必要になっている

つい、なにかに寄りかかってしまう……。だれでも思い当たるのでは？　これは股関節や、股関節を支える筋力が弱っているサイン。こうした姿勢をとり続けると、体を支えるおしりの筋肉はまるっきり使えなくなり、臓器がこぼれ出るようにおなかポッコリになったり、頭を上手に支えられないことで肩こりの原因にもなります。

2本脚で立つ人間にとって、頭を支え、臓器を支えることは、とても大きな運動です。骨盤のバケツで臓器を支え、負担なく頭も持ち上げていなくてはなりません。寄りかかるクセがあるなら、いますぐおしりの筋肉を鍛えましょう。

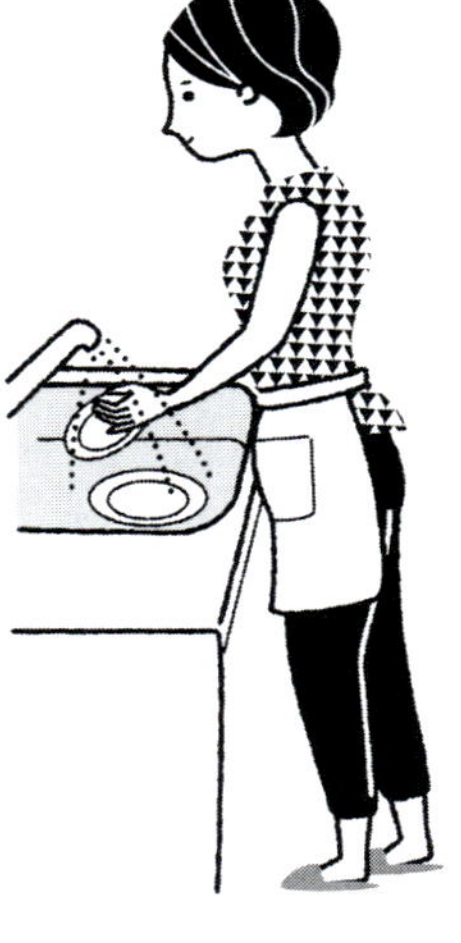

NG

## 仰向けで寝ると腰が浮く

# おしりの筋肉が衰え、反り腰のクセがついている

おしりの筋肉が衰えると、体を支えるバランスがくずれます。おしりで体が支えられないと、腰を反らして踏ん張るようになるのです。これが、反り腰。一見、姿勢がいいように見えますが、体への負担は大きく、腰痛の大きな原因にもなります。

仰向けで寝た姿勢で腰が浮いてしまうのは、まさに反り腰が慢性化、悪化している証拠。安眠も妨げることになってしまいます。反り腰を直すには、おしりの筋肉を鍛えることが第一。おしりエクボ体操（P.30〜35）や骨盤スイング（P.42〜45）が大いに役立ちます。

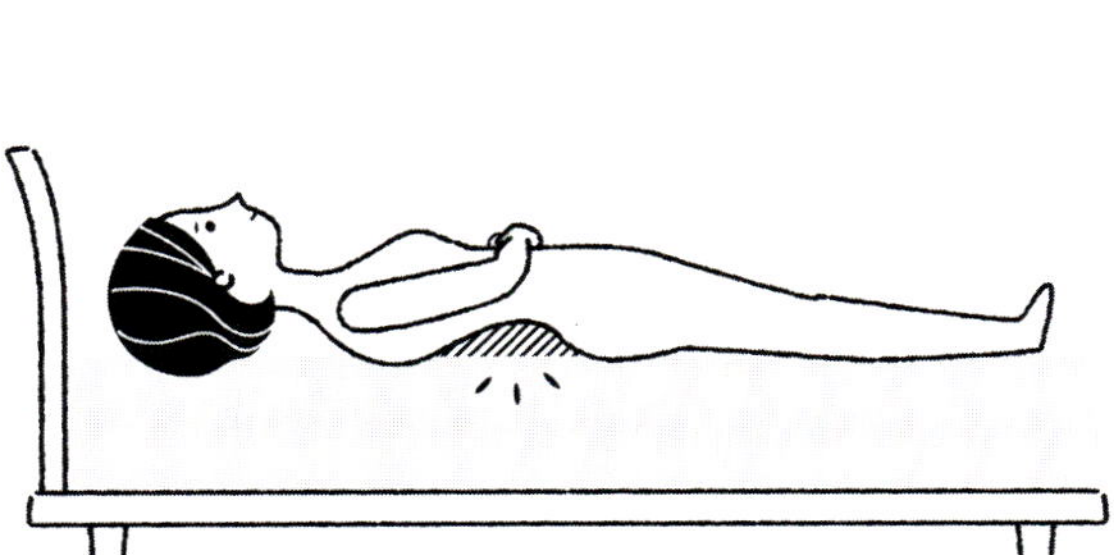

こうすれば OK!

体に負担をかけずに、快眠へ導く

# 寝返りストレッチ

日々の体の疲労や動かし方のクセを、寝返りストレッチでいったんリセット。重い骨盤が楽に動かせるようになることで、睡眠中の寝返りもスムーズに。ちゃんと寝返りが打てることは、疲労回復や翌朝の快適な目覚めにつながります

## 両ひざ倒し

### 1 仰向けに寝て両ひざを立てる

仰向けに寝て両ひざを自然に曲げて立てる。手は体から離し、手のひらを床に向ける

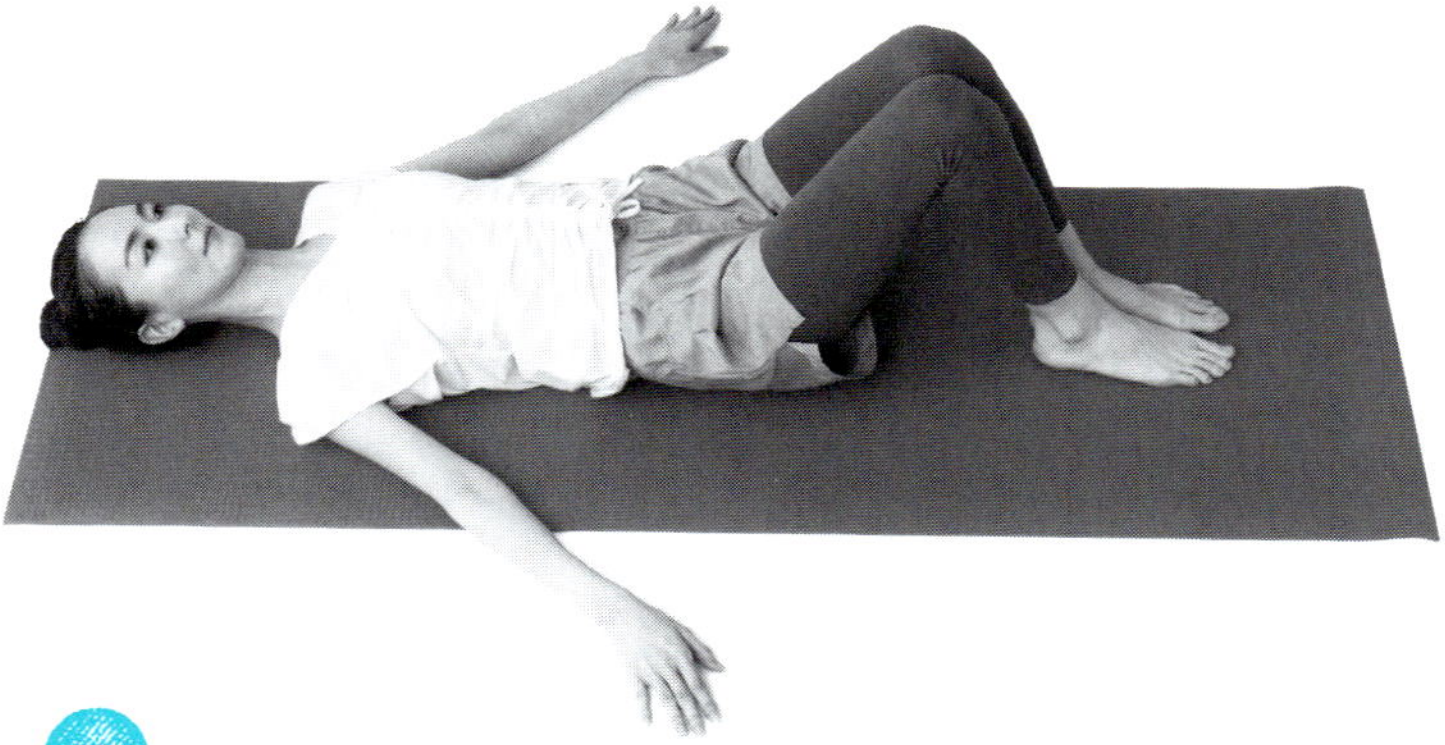

### 2 ひざを左右に倒す

両ひざ、両足をつけたまま、力を抜いてゆっくりと左右交互に倒す。このとき、両肩が床から離れないように

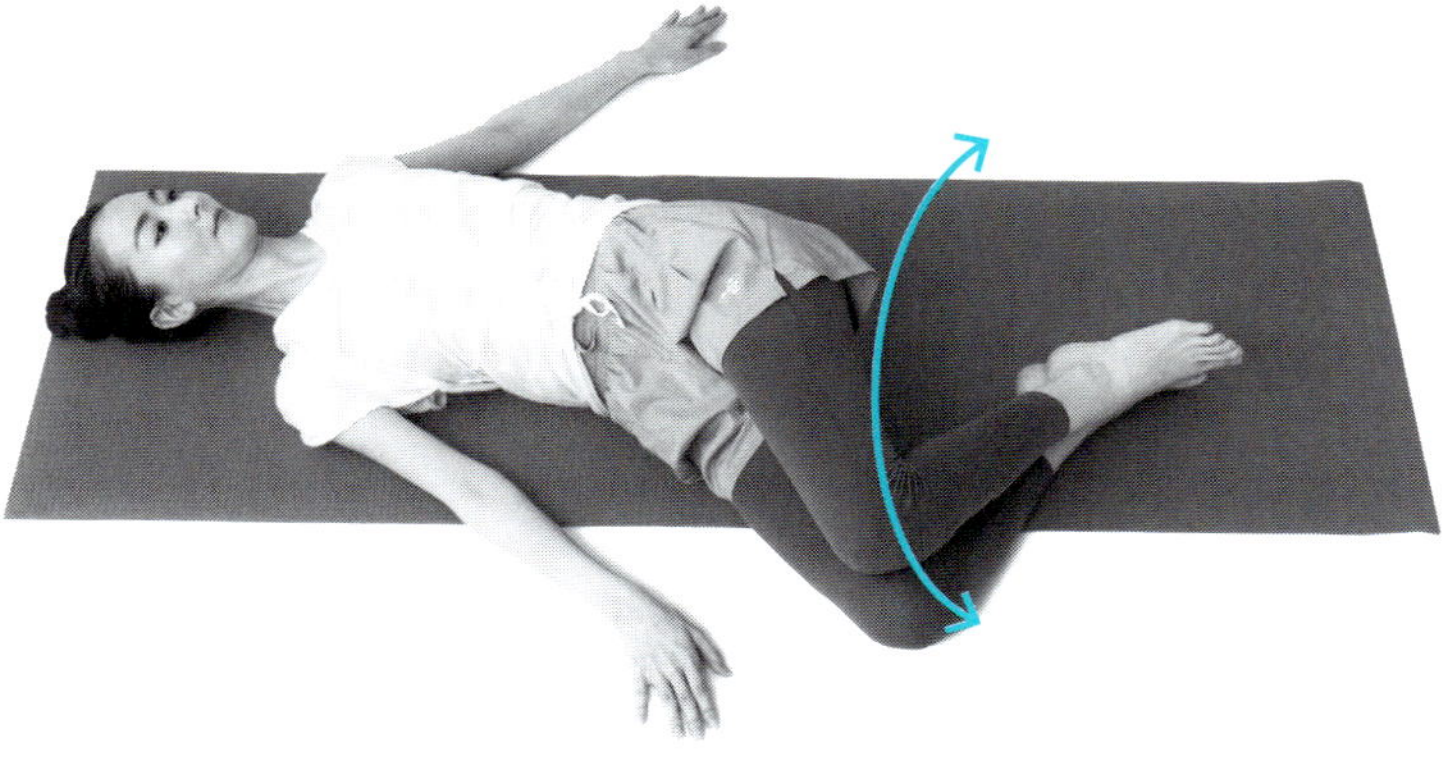

左右交互に10回

# 腰ひねり

## 1 仰向けに寝てスタンバイ

仰向けに寝て、両手と両脚はそれぞれ自然に開く

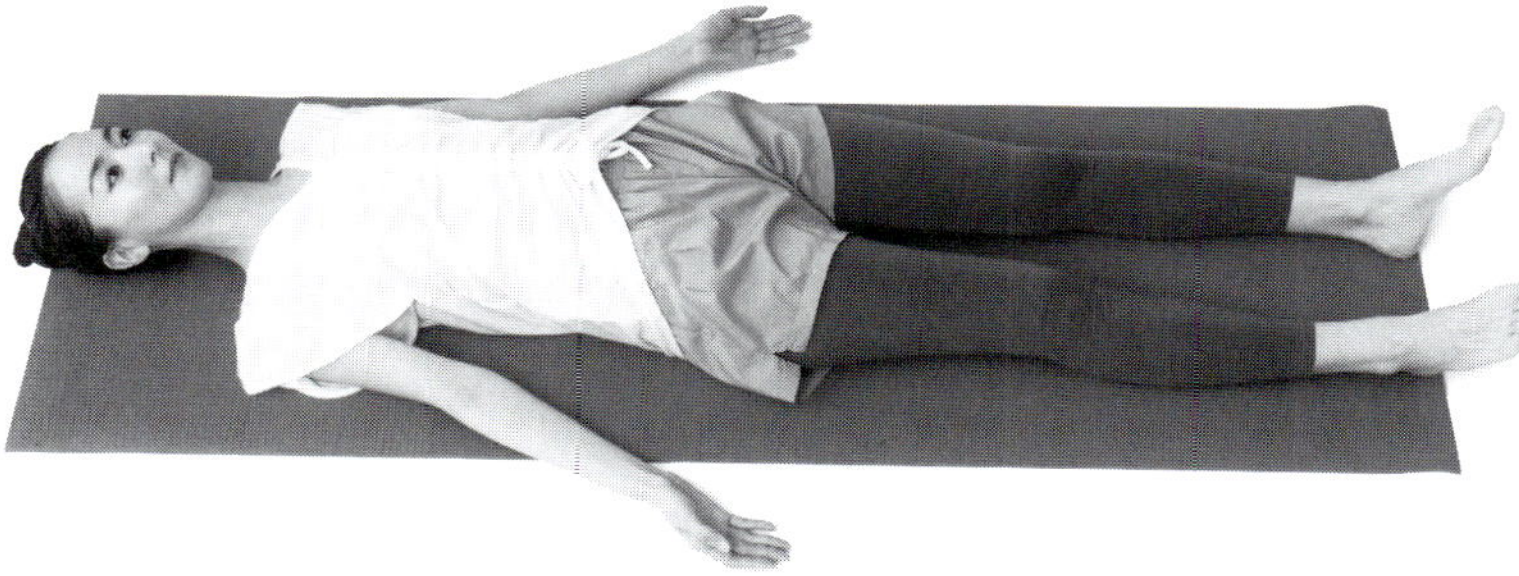

## 2 腰をひねり、片脚を体の反対側に倒す

おしぼりを絞るように腰をひねりながら、
片脚のひざを90度、股関節を90度に曲げて体の反対側に倒し、
15秒キープ。このとき、両肩が浮かないように。反対側も同様にする

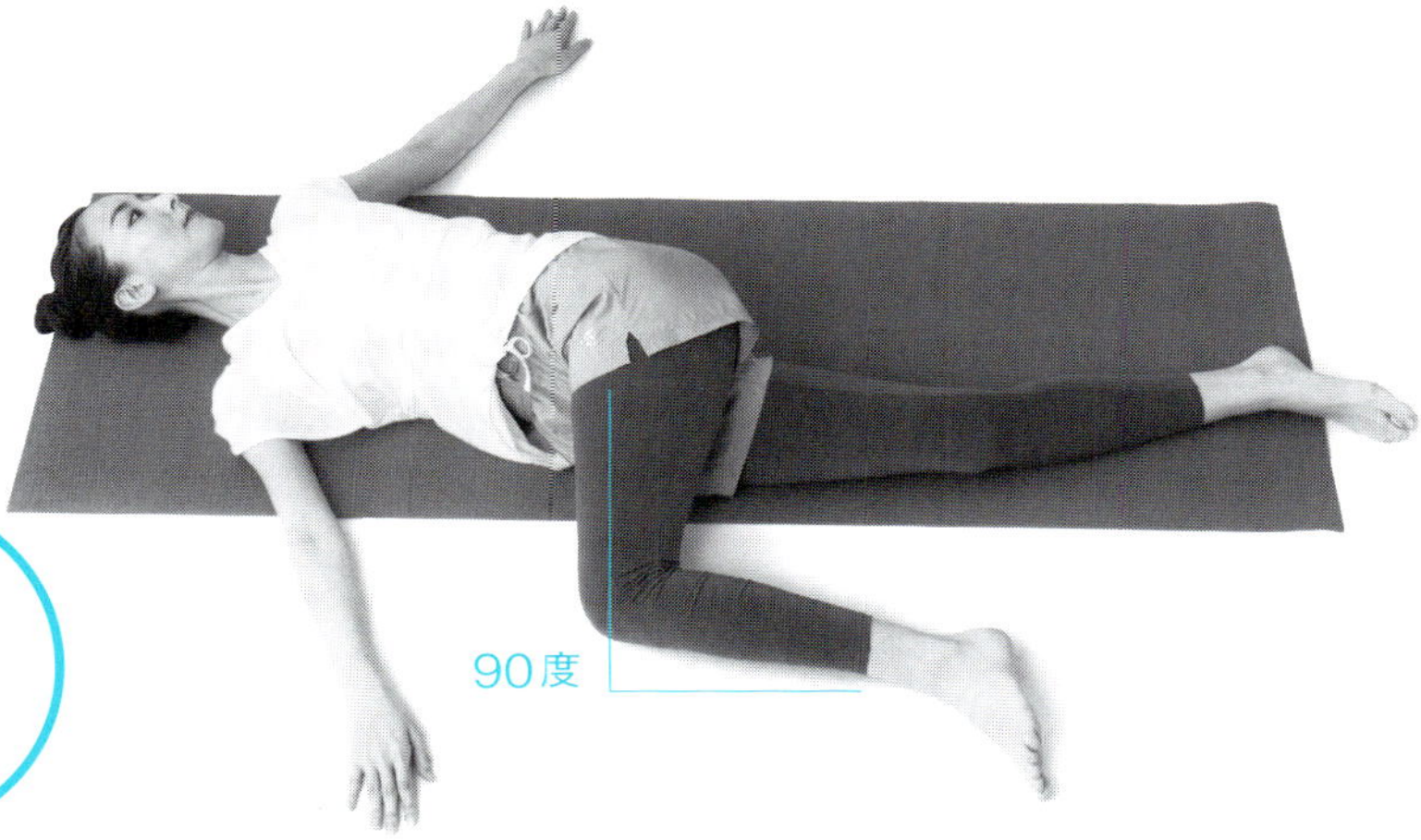


15秒 キープ × 左右 各 1回

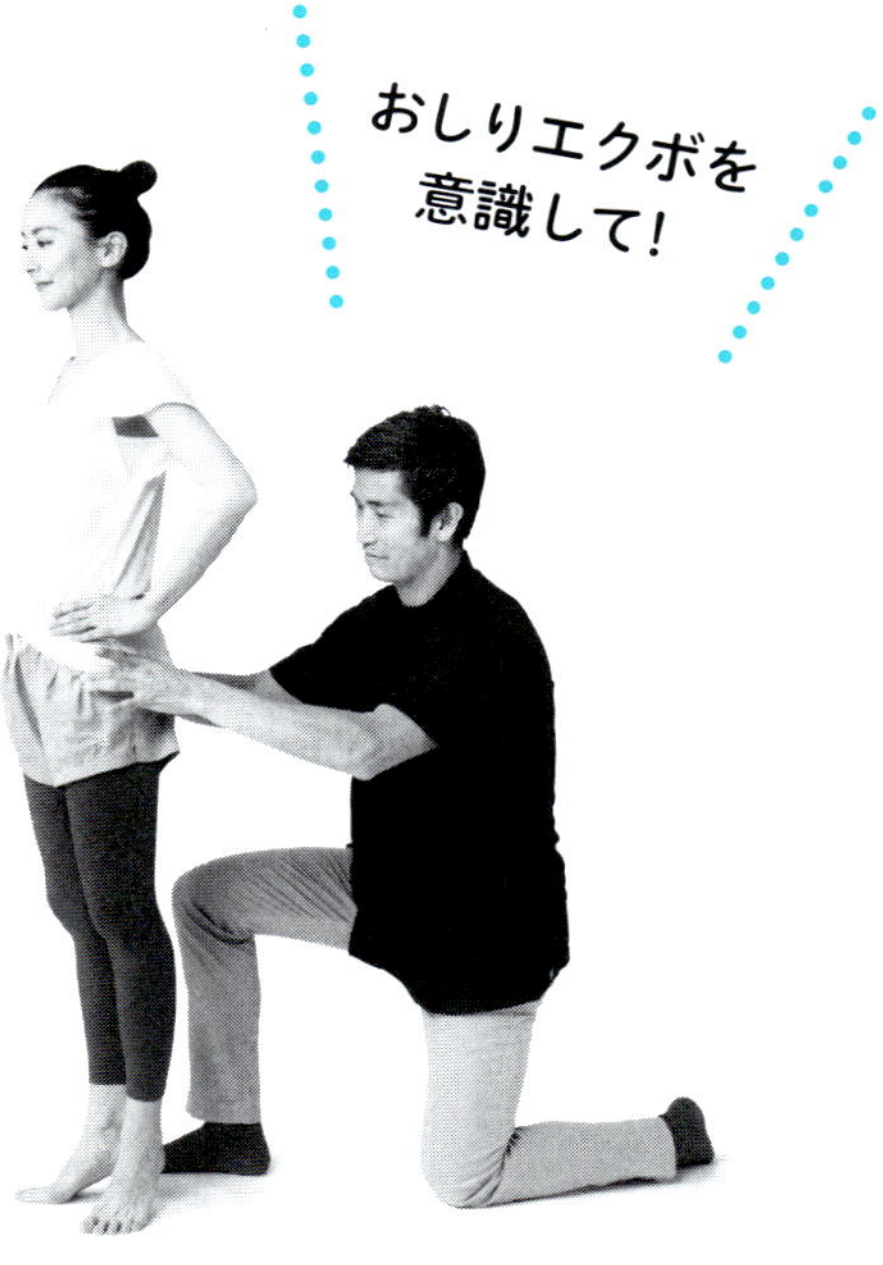
おしりエクボを
意識して!

Chapter 4

＼みんなが効果を実感!／

# 股関節セラピーで健康になった!

CASE：01

# 長年の肩こりが解消！おなかポッコリも目立たなくなりました

●30代（女性）会社員

肩こりがひどくて、ときには眠れないほど。湿布をはったりマッサージに通ったり、肩こりにいいというストレッチをしたりと、あれこれ試してもまったく改善されず。常に肩がずんと重くて、なにをしても心底楽しめない状態でした。そんなあるとき、知人から股関節セラピーの話を聞き、股関節の衰えが肩こりの原因にもなることを知ったんです。

小さいころからぺちゃんこ座りや横座りのクセがあって、大人になってからも脚を組まないと座っていられないし、股関節にダメなクセが身についてました。当然、おしりはぺちゃんこの扁平じりで、おしりエクボってなに!?って感じ。生まれつきの体形だってあるし、私にはどうやったっておしりエクボなんてできるわけないと思ってました。

でも、おしりエクボ体操を3か月続けたぐらいから、脚を組まずに座れるようになり、半年ほどで肩こりがウソみたいに楽になったんです。と同時に、おしりにキュッと力を入れると、くぼみが……!? まだまだうっすらだけど、確かにおしりエクボが現れてきて、気づいたらおなかポッコリまで目立たなくなっていて、本当にびっくりです。もっと早く知りたかった! 最近では、肩こりや腰痛持ちの友人に勧めています。

# CASE：02

# 筋肉がついたせいか冷えを感じなくなり、外反母趾やこむら返りが改善

●40代（女性）主婦

手足が異常に冷たく、夏でも冷えを感じて上着が欠かせないほどの冷え性で、脚のむくみもひどかったんです。就寝中にしょっちゅう起こるこむら返りや、外反母趾も悩みの種。以前からジムに通ったり、食べ物に気をつけたりしてはいたんですが、治ることはなく、体質とあきらめていました。

股関節の病気で佐藤先生のもとに通っている友人から、私の不調の原因も股関節かもしれないよと言われて、おしりエクボ体操を試してみることにしたんです。でも、ジムのエクササイズに比べてもあまりに簡単な動きばかりだから、勧めてくれた友人にははっきり言えなかったけど、まあ気休め程度かなと。効果はそんなに期待していなかったんです。

でも、〝ながら〟でできる簡単さが私に合っていて、1日5分、なんとなく続けていたら、2か月ぐらいで脚のむくみが徐々に改善され、こむら返りを起こすことが少なくなったんです。

ハイヒールはやめたほうがいいと聞いてスニーカーを履くようにしたら、外反母趾も軽減。スタートして半年たちますが、冷えもだいぶ楽になって、上着や厚手の靴下がなくても大丈夫になりつつあり、おしりエクボも確認できるように。これからも続けようと思います！

CASE：03

# 股関節セラピーで命拾い。小学校の授業に導入するべきです

●50代（女性）専門職

若いころから割り座や横座りの習慣があったせいなのか、股関節に違和感を覚えることが増えて、この本にもある股関節の衰え度チェックは、すべて✓。しゃがむ動作がまったくできず、和式トイレなんて何十年も使ったことがありませんでした。

股関節痛に加えてひざ痛もあったので、階段の昇り降りをするのはもちろん、次第に普通に歩くことすらつらくなってきて……。短い距離でも、タクシーを使うことが増えたんですが、タクシーに乗るために脚を上げることさえひと苦労。本当に絶望的な状態で、月1回の股関節セラピーを始めました。

約1年続けた結果、まさに命拾い！　股関節やひざの痛みだけでなく、スカートが回ってしまう現象や足裏のタコなど、数々の不調がウソみたいに軽減したんです。幼少時からO脚で、立ったときにひざ同士がくっつくことなんてありえなかったのに、最近くっつくようになってきました。洋服屋さんで試着していて、これに気づいたときはわが目を疑ったほど！

股関節セラピーは小学校の授業に取り入れるべき。そうすれば日本人特有の股関節トラブルを未然に防ぎ、健康への意識が変わると確信しています！

# CASE：04

# 歩くのが楽しくなって靴のかかとの減り方が変わりました！

●60代（女性）事務職

変形性股関節症で病院から手術を勧められたんですが、手術はどうしてもいやで悩んでいたときに佐藤先生の保存療法を知り、治療を受けることに。佐藤先生から、股関節セラピーで股関節の機能を回復できるから、手術の必要はないと言われて、本当にうれしくて。すぐさま、佐藤先生の指導のもと、おしりエクボ体操を始めたんですが、寝ながらおしりを上げたり、つま先立ちしたりと本当に簡単にできるものばかり。正直言って最初は、「こんなに簡単なことをするだけで治るのか」と、半信半疑でした。でも、だまされたと思って（笑）、毎日無理のない範囲で続けているうち、夜も眠れないほどだった痛みが次第に軽くなってきたんです。そのほかにも、体のあちこちに変化が表れて、びっくり！

冷えや脚のむくみがひどかったのに加え、重度の便秘で長年浣腸が習慣になっていたんですけど、いまは薬なしで毎日快調！　また、以前は家に閉じこもりがちだったんですが、痛みが軽減したら外出するのが楽しくなって、左足の靴のかかとの左側が極端に減っていたのも改善されました。便秘が解消されて運動量も増えたせいか、ダイエットしたわけでもないのに体重が52kgから47kgに。いいことだらけです！

## みんなの疑問を解決！

# 股関節セラピーQ&A

### Q おしりエクボ体操の効果が表れるまで、どのくらいかかりますか？

### A 個人差はありますが、目安は2〜3週間。即効性があるものも

股関節の状態、1日にどのくらい行うかなど、とても個人差が大きく、一概には言えませんが、基本のおしりエクボ体操（P.30〜35）を2〜3週間続けることで、なにかしらの変化を実感するという声がもっとも多いです。

遅い人で3か月ほどかかったというケースもありますが、その分、大きな効果を実感するようです。一方、股関節に違和感がある人が筋肉ほぐし（P.48〜52）を行うと、即、痛みや違和感が緩和され、即効性を感じることも珍しくありません。

### Q おしりエクボ体操は全部やらないとダメ？

## A 1、2種類からでもいいので、とにかく続けることが肝心です

おしりエクボ体操は、寝ながらおしり上げ～つま先立ち～しゃがみ立ちの3つで構成されています。ゆっくり行ってもほんの5分ほど。流れで全部行うことが望ましいのですが、時間がなければ1、2種類だけでもかまいません。少しずつでも、短時間でも、毎日続けることが肝心なのです。体調や状況に合わせ、無理のない範囲で十分ですが、もっとも効果が出るのが、股関節ストレッチ(P.36～41)→おしりエクボ体操→骨盤スイング(P.42～45)→肩甲骨ウイング(P.46～47)の順に行うフルコース。慣れて余裕ができたら、ぜひトライしてみてください。

## Q 症状が楽になったら、おしりエクボ体操はやめていいですか？

## A 体を動かす習慣は維持して、別の運動を取り入れるのもおすすめ

おしりエクボ体操を続けていると、さまざまな不調が改善され、もういいかな？と思うでしょう。でも、長年しみついた生活習慣は、ちょっとやそっとでは直りません。症状が緩和されたからとおしりエクボ体操をはじめとする股関節セラピーをやめてしまうと、また無意識に股関節に負担をか

ける生活習慣に戻ってしまいます。

今日はたくさんエクササイズしたから、明日はお休み、というより、ちょっとずつ毎日続けるほうが、はるかに効果が上がります。

もし、股関節セラピーに飽きてしまったら、ヨガやジョギング、ピラティスなど、別のエクササイズに浮気してください。なにより、体を動かす習慣を維持することが肝心です。いろいろ浮気したら、股関節セラピーの良さも再認識できますよ。

## Q おしりエクボの位置が人と違います。おしりエクボじゃないの？

## A 美容的に、違う場所をおしりエクボと呼ぶ場合が。股関節と関係の深いおしりエクボの位置を確認して

美容の記事などで、おしりと腰の間にできる小さなくぼみをおしりエクボ＝ヴィーナスエクボと呼び、混同しがちですが、本書で言うおしりエクボはまったくの別物。エクボと言っても、ほっぺのように1か所にキュッと寄るものではなく、おしりの筋肉がお相撲さんのように大きく動いてできるのがおしりエクボです(P. 25参照)。

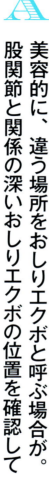

このおしりエクボが股関節に大きく作用するのですが、筋肉のつき方で形も違うので、おしりエクボの見え方には個人差があります。

## Q 股関節には、水泳や水中ウォーキングがいいのでは？

## A 筋肉が効果的に鍛えられる半面、股関節の大敵・冷えに注意。冷えがある人はおしりエクボ体操で体質改善を

水中では浮力で関節への負担が軽減され、水の抵抗力で筋肉が鍛えられるという効果がうたわれます。股関節のセルフケアにも水中運動は決して悪くないのですが、問題は温度。股関節の大敵が〝冷え〟なのです。

水泳や水中ウォーキングをして、体の冷えがないかを必ず確認してください。もし、冷えを感じるのであれば、水中運動のメリットより、冷えのデメリットのほうが大きく、せっかく運動しても意味がありません。

おしりエクボ体操を続けることで、冷えを改善することが可能です。冷えがなくなれば、水中運動も積極的に取り入れられます。

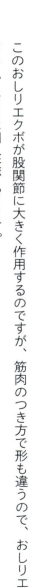

# 股関節を整えて人生を楽しみましょう！

この本を読んで、股関節の大切さを改めて認識していただいたと思います。また、股関節を整えて全身の健康を手に入れるカギが、おしりの筋肉とわかってびっくりしたかもしれませんね。

いまはまだ、おしりエクボがないという人も大丈夫！　おしりエクボ体操を1日5分、あきらめずにコツコツ実践しているうちに、きちんとエクボが現れてきます。

股関節をケアする効果は、痛みやさまざまな不調など、いまある悩みを解消するだけにとどまりません。痛みや不調にとらわれることなく、好きなときに、好きなことができることの素晴らしさ！　これからの長い人生、健康で、不自由なく動ける体をキープすることは、最大の喜び、幸せです。

若い人も、「自分はまだ大丈夫」と過信しないでください。いまからケアすることで、その若さを最大限に保つことができるのです。おしりエクボ体操で〝貯筋〟をし、しゃがんだ姿勢から立ち上がったり、小走りや階段の昇り降りが楽にできる身体能力を保つことで、将来、不調に苦しんだり、寝たきりになるリスクが激減します。

股関節を整えることは、人生を楽しむこと！　みなさんが健やかでハッピーな毎日を過ごすために、「股関節セラピー」を役立てていただければうれしい限りです。

理学療法士・銀座プラス代表　　佐藤正裕

## PROFILE

### 佐藤正裕（さとう　まさひろ）

理学療法士。ginzaplus 代表。変形性関節症国際学会（OARSI）、国際筋痛症学会（IMS）、日本股関節学会所属。国立大学法人秋田大学医学部保健学科卒業。順天堂大学医学部付属順天堂医院リハビリテーション室、股関節専門整体院での臨床経験を通じて、年間約 200 〜300 症例に及ぶ股関節の痛みに携わる。除痛方法の基礎を学んだ後、2009 年独立。日本では遅れていた股関節保存療法の海外の最先端技術をいち早く取り入れ独自の療法を確立。2010 年より東京・銀座にて「股関節セラピー ginzaplus」をオープンし、現在では 3000 症例を超えるパイオニア。全国主要都市で講演会や実践セミナーを開催。大阪、札幌、福岡などでの出張施術の実績もある。テレビ出演、雑誌への寄稿などメディアでも活躍中。著書に『変形性股関節症は自分で治せる！』（学研プラス）がある。

### ginzaplus（銀座プラス）

〒104-0061　東京都中央区銀座 4-8-14　陽光銀座ビル 5F

お問い合わせ、施術のご予約、トライポッド（P.48）のお求めなどは、
インターネットで常時対応しております。

https://ginzaplus.com/jp/（予約状況なども確認できます）

お電話の場合は
☎ 03-6228-6058（受付時間：9:00 〜 18:00）
※施術中や講演などで不在の際は電話に出られない場合もございます。あらかじめご了承ください。

講演会など上記以外のお仕事のお問い合わせは下記までご連絡ください。
☎ 03-3490-4902　㈱ホリプロ

## STAFF

デザイン　竹下典子（扶桑社）

撮影　山川修一（扶桑社）

モデル　Asami

イラスト　きくちりえ（Softdesign）

校正　小出美由規

編集　沖田恵美

編集デスク　清水伸宏（扶桑社）

企画協力　小林 等（ホリプロ）

奇跡の理学療法士が教える

# 最強の股関節セラピーで体はみるみる若返る!

発行日　2018年9月19日　初版第1刷発行

著者　佐藤正裕

発行人　久保田榮一

発行所　株式会社 扶桑社
〒105-8070
東京都港区芝浦1-1-1 浜松町ビルディング
電話 03-6368-8880(編集)
03-6368-8891(郵便室)
www.fusosha.co.jp

印刷・製本　凸版印刷株式会社



Printed in Japan

ISBN978-4-594-08025-9